NEW HEALTH CARE MANAGEMENT

介護リーダーのリスクマネジメント入門

想定外のことが
起こっても対処できる
介護現場の
危機管理能力の
高め方

葛田一雄 KAZUO KUZUTA

ぱる出版

まえがき　～災害リスクに対応する「介護リーダーのリスクマネジメント超入門」

人生にはとてつもない恐怖に立ち向かわなければならない局面があります。介護事業も思いもかけないことに遭遇して、解散や倒産を余儀なくされることがあります。

◉リスクマネジメントは介護事業の運営を支える仕組み

リスクマネジメントとは法人経営からみて、リスクにどのように対処するかを判断する概念です。リスクに対応するために、何にもまして成すべきことがあります。それは、想定されるリスクを洗い出すことです。

リスクマネジメントは介護事業を支える仕組みです。リスクを組織的に管理し、損失などの回避または低減をはかるプロセスです。

介護事業には、損失を生じうるリスクを把握し、影響を事前に回避もしくは事後に最小化する対策を講じる一連の管理プロセスが欠かせません。

リスクを能動的に把握し、どのように準備あるいは防御するのか、意思決定プロセスを理解してリスクに効果的に対処できるリーダーを育成することが、今、介護事業に求められている不可欠かつ重要なことではないでしょうか。

◉リスクマネジメントの成否を握る介護リーダーがいるか

リスクマネジメントの成否には、プロセス（リスクを発見する、リスクを分析する、リスクを評価する、リスクに対処する）を実践できるリーダーが存在するか否かが問われます。

◉**リスクヘッジをする「リスクを予測し、リスクに対応する」**

リスクマネジメントのひとつにリスクヘッジがあります。リスクヘッジは、起こりうるリスクの程度を予測して、リスクに対応できる体制を敷いて備えます。

◉**危機管理とは「起きてしまった損失を最小限にとどめる」こと**

また、危機管理という概念があります。危機管理はクライシスマネジメントとも呼ばれます。クライシスとは既に起きてしまった損失であり、損失を事後に極小化します。

◉**介護事業運営に降りかかる様々なリスク**

リスクに気付かないふりをする、リスクを気にしない、など呑気な気分では手遅れになってしまいかねません。リスクには、経済リスク（金融危機など）、財務リスク（負債増加など）、労務リスク（リストラなど）、事故リスク（労災など）、災害リスク（地震、津波など）、訴訟リスク（ＰＬ法訴訟など）、政治リスク（制度改正など）、社会リスク（機密漏えいなど）があります。

本書は、介護防災など災害リスクに対応するための介護リーダーのリスクマネジメントの入門書です。

介護リーダーのリスクマネジメント入門●もくじ

想定外のことが起こっても対処できる
介護現場の危機管理能力の高め方

まえがき　3

第1章 まさかの時に役立つ 介護現場の危機管理能力とは何か

思い込みが最大のリスクとなる理由　12
天災は忘れた頃にやって来る、だから……　13
まさかの時に役立たないのは困りもの　14
介護現場のリーダーに求められていること　15
まさかの時に被害を減らすためにやるべき最優先事項とは何か　16
災害時に事業の存続を図るために必要な考え方と行動　17
ＢＣＰの対象となる非常事態とマニュアルづくりのポイント　19
ＢＣＭはＢＣＰを含む事業継続管理　20

施設の信頼性の向上のためにもＢＣＰ対策が必要　21
ＢＣＰ策定のポイント　22
ＢＣＰ／事業継続計画を策定すべき理由　23

第２章　介護現場の防災マニュアルの作り方

災害はいつかは起こるもの、だから備える　26
災害の種類　28
災害への対応　30
介護現場の防災マニュアルの作り方　31
災害時に想定しておきたい対応　34
命を守るためにすべきこと　35
効果的な行動をするために必要なこと　37
非常事態に対応する経営手法　39
ＢＣＰ策定を義務づける法律はないのだが……　40
ＢＣＰを策定する　42
ＢＣＰを維持するための活動　45

早期復旧のために　47
ＢＣＰの内容　49
新型コロナウイルス対策【改正特措法と感染症予防対策】　50

第3章 「今がその時」が自然災害への備え

「今がその時」が自然災害に対する日頃の備え　62
ここ数年立て続けに起こった自然災害の脅威　64

第4章 介護現場のリスクマネジメントができる人材の育て方

介護現場に日々わき起こるリスクにどう向き合ったらいいのか　76
ＢＣＰ（事業継続計画）は自然災害の他にどんなリスクに役立てられるのか　79
ハイテク犯罪に巻き込まれないために　82
携帯電話の使用法を指導するポイント　84
痴漢やストーカーと間違われるような行為をスタッフにさせない　84

防犯対策の基本を徹底させる　85
最大の危機管理は信頼できる介護現場のスタッフを育てること　86
介護現場の人材育成の進め方　88
リスク対応できる人材を育てる研修会の進め方　91
スタッフのモチベーションを高めるには「ほめ方」が9割　96
人材育成の基本　99
PDCAでうまくいく人材育成術　104
人材育成がもっとうまくいくPDCAの回し方　109
人が育つ介護現場の環境づくり　112
リスクマネジメントの目標と成果を明確にするために
「KPIを上手に活用する」視点とは何か　115
災害に対応するためのKPIづくり　120
災害時にリーダーシップを発揮するポイント　128

第5章　災害に関する法律の知識

災害に関する法律　134
内部通報制度が作られた理由と形骸化した場合のリスクについて　143

内部通報制度がうまく機能するしくみづくり 148

第6章 災害に対する「問題意識」を持った人材を育てるポイント

危機管理ができるスタッフを育てるキーワードは「問題意識」にある 154
災害時のリスクコミュニケーションの進め方 163
キーワードでわかる災害情報の基礎知識 168

第7章 Q&Aでチェックする「災害が起こった場合の動き方」

【Q1】災害発生に備えて、どのような準備あるいは対策が必要になりますか？ 188
【Q2】災害時のための備蓄は何が、どれくらい必要でしょうか？ 191
【Q3】災害時のサービスの復旧、さらには事業継続のためにどのようなことが必要ですか？ 195
【Q4】被災時、地域間ではどのような関係づくりをしたらいいでしょうか？ 197
【Q5】災害時に備えて広域的なネットワークを構築したいのですが、どうしたらい

いでしょうか？　200
【Q6】災害時、利用者・職員の安否確認の仕方はどのようにしたらいいでしょうか？　201
【Q7】災害時、事業再開のためにしなければならないことはどのようなことですか？　203
【Q8】在宅の高齢者に対する支援はどのようにしたらいいでしょうか？　205
【Q9】経営再建のためにしなければならない課題は何ですか？　207
【Q10】スタッフの確保・離職を防ぐめにはどのようなことが必要ですか？　209
【Q11】感染症対策の「ＢＣＰ」を作りたいのですが、どのようにしたらいいでしょうか？　211

●巻末・用語解説

【遵法＆倫理関連用語】　216
【管理関連用語】　219
【安全管理関連用語】　222

第1章

まさかの時に役立つ介護現場の危機管理能力とは何か

介護現場はリスクマネジメントが9割

思い込みが最大のリスクとなる理由

リスクに対する意識のうち、困った思い込みが2つあります。1つ目は、労災事故に対する受け止め方に典型を見ることができます。

それは、1：29：300の指標に対する意識です。1：29：300はハインリッヒの法則として知られています。

死亡事故が1件発生したとしたら、背後には事故が29件、ヒヤリとしたことやハッとしたこと（ヒヤリハット）が300件存在するとする検証結果の指標です。1：29：300の指標に対する意識とはどのようなことでしょうか。

それは、死亡事故は330件のうちに1件（1＋29＋300＝330）であり、それも他所の事故を経験知にしたものであるから、よもや自分の施設で死亡事故が起こるわけはないという思い込みです。

1：29：300の指標は、1件のヒヤリハットのすぐ後に死亡事故が起こり得るという認識が必要であるという指標なのです。

2つ目の思い込みは、「天災は忘れた頃にやって来る」です。いつかくるかも知れないとは思いつつ、たぶん、来ないであろうという思い込みです。

2つの思い込みのうち、危機管理からすると困った思い込みは、「天災は忘れた頃にやって来る」です。

天災は忘れた頃にやって来る、だから……

天災は起きてから年月が経って惨禍を忘れた頃に再び起こるものです。「天災は忘れた頃にやって来る」、これは寺田寅彦（1878〜1935）の言葉を寺田寅彦の弟子であって雪の結晶の研究で知られている中谷宇吉郎博士が文章で著したものです。

寺田寅彦は、地球物理学の研究者ですが、金平糖の角等の身近な物理現象の研究をした物理学者でもあり、随筆や俳句の分野でも著名です。寺田寅彦邸址（高知市）にある碑文には「天災は忘れられたる頃来る」とあります。

寺田寅彦は、地震・台風・火山爆発など被災地を調査し、教訓を残しています。『質の研究のできていない鈍刀はいくら光っていても格好がよくできていてもまさかの場合に正宗の代わりにならない』（寺田寅彦随筆集　第一巻「断水の日」大正十一年一月、東京・大阪朝日新聞）、みてくれだけの日本刀であってはならないと述べています。

『十二月八日の晩にかなり強い地震があった。それは私が東京に住まうようになって以来覚えないくらい強いものであった。…中略…翌朝の新聞で見ると実際下町ではひさしの瓦が落ちた家もあったくらいでまず明治二十八年来の地震だという事であった。そしてその日の夕刊に淀橋近くの水道の溝渠が崩れて付近が洪水のようになり、そのために東京全市が断水に合う恐れがあるので、今大急ぎで応急工事をやっているという記事が出た。…中略…そして、とうとう全市断水ということになった一方で、客間のスイッチが故障してつかなくなった。』

まさかの時に役立たないのは困りもの

いくら光っていても格好がよくできていても鈍刀では価値がない。まさかのときに名刀正宗の代わりにはならないというのが寺田寅彦の見識です。完璧な計画でも、非常事態に的確な行動ができなければ絵に描いた餅になってしまいます。

『……その怪異の第一は、自分の郷里高知付近で知られている「孕（はらみ）のジャン」と称するものである。孕は地名で、高知の海岸に並行する山脈が浦戸湾に中断されたその両側の突端の地とその海峡とをこめた名前である。孕のジャンはだれも正体を見たものはなく、夜半にジャーンと鳴り響いて海上を通り過ぎるが、これが通り過ぎると魚が逃げてその夜は漁にならないという古い文献を紹介し、私は幼時近所の老人からたびたびこれと同様な話を聞かされた。そしてもし記憶の誤りでなければ、このジャンの音響とともに「水面にさざ波が立つ」という事が上記の記載に付加されていた。…中略…先年筑波山の北側の柿岡の盆地に行った時にかの地では珍しくない「地鳴り」の現象を数回体験した。その時に自分は全く神来的に「孕のジャンはこれだ」と感じた。』（寺田寅彦随筆集　第二巻【怪異考】　昭和二年十一月、思想】として怪奇の経験知を紹介しています。

天災は忘れた頃来る、忘れた頃にやって来るからこそ、質の高い防備を絶え間なく行う「不断の努力」が求められています。寺田寅彦の教訓は、「天災は忘れた頃来る」だけではなく、「事故は忘れた頃に来る」に通じます。

介護現場のリーダーに求められていること

介護事業に求められているリスク管理の「いの一番」は、**ＢＣＰ対策です。ＢＣＰとは「Business continuity plan」（事業継続計画）のことです。**

地震、台風などによるリスクを最小限にするために必要不可欠な事業継続計画です。事業内容や所在地など施設によって対策が異なるにしても、緊急事態は明日にでも起こり得るのです。

緊急事態に対する不断の心構えが大切ですが、心構えだけでは緊急事態には対処できません。迅速かつ最適な対応を取ることができる仕組みをつくることが重要です。

【ここをチェック！】　ＢＣＰ対策の目的

◎決まった機器を導入することではなく、**いざという時に事業を継続させるための手段をあらかじめ用意して、**不測の事態に対応できるよう、組織を整えておくこと

◎地震や停電、システムエラーなどの**緊急事態が起こった場合に、最小限の被害にとどめ事業の復旧・継続ができるような対策を講じる**こと。緊急事態の際のマニュアル作成、避難訓練、データの分散保管、リモートワーク、災害時の連絡手段の確保などがある

◎重要業務の**被害を最小限に抑え、施設運営を滞らせない**ための対策

◎施設が、地震、津波、大雨、大雪などの自然災害や事故、停電など、**予測不可能な緊急事態に見舞われた際に取るための対策。**緊急事態時に迅速に行動できる対策チームの設立や避難訓練などの人的対策から、インフラの確保、施設資源の確保なども含まれる

まさかの時に被害を減らすためにやるべき最優先事項とは何か

ＢＣＰ（事業継続計画）対策の典型の１つは、**分散化**です。**分散化の狙いは、災害時や**

トラブルの際に地域インフラの損傷による影響を減少化することです。業務の拠点や基幹システムを複数の地域に分散させるという対策です。一部の地域で災害やトラブルに見舞われても、他の拠点を確保することで業務を停止させることなく施設活動を継続するというものです。しかし、分散化対策にはいくつか困難なことがあります。

例えば、分散場所を確保するためにランニングコストがかかるなどコストデメリットがあるとか、災害は発生地域・時間が予測できないために分散先の選定が難しいなどです。分散化のコストデメリットに対応する方策の1つが代替手段です。

代替手段は、トラブルや災害が発生した際に事業の継続性を守るため、重要なインフラやシステム、体系を一時的に別の方法で代替する手段です。

急な停電でも業務がストップしてしまわないために、自家発電装置を用意しておくことなどもそうした一環です。一時的なトラブルに対応できる手段を用意しておくことで、不測の事態でも業務を継続させることができます。

災害時に事業の存続を図るために必要な考え方と行動

BCPは、事業の継続性を維持することです。自施設だけにとどまらず連携先の事業と、共同で対策を練り経営資産を確保することもできます。

防災対策は事前対策であり、自然災害から設備など資産を守るため自施設のみの対象です。ＢＣＰ対策は、事後対策です。ＢＣＰ対策は、経営資産が失われた際に、予備として資産を戻すルートを確保したり、レンタルの計画を立てたり対策を講じるものです。

【初動対応】

非常事態が発生した際に、被害を最小限にとどめるために行う初めの活動です。自然災害の場合、怪我などの応急処置・救助活動・避難確保・安否確認・被害状況の把握などをします。

【仮復旧対応】

初動対応後の対応です。使用不能になった設備の代替、バックアップしたデータの差し替え、物品購入先の変更などの対応です。

【本復旧計画】

仮復旧の仮対応を平時の業務形態に戻す計画になります。非常時前の状態と同じく、建物の修復の完了・電気水道などのライフラインの復旧・業務がうまく稼働できているかのチェックなどの対応になります。

【保守運用】

初動、仮復旧、本復旧計画を運用し保守するための計画です。緊急連絡先の更新、最新の避難通路、防災備蓄用品の買い替え、避難訓練などを行います。

BCPの対象となる非常事態とマニュアルづくりのポイント

何かあった時に、業務停止に陥り事業縮小を余儀なくされ、倒産してしまうかもしれません。BCP対策のために、データバックアップ、データレプリケーション、安否確認、Web会議、リモートアクセスなどのシステムを導入して非常時後の運用を確保し、事業を正常に戻し、取引先の法人や地域関係者、利用者や家族からの信頼を得ることによって、事業維持が可能になります。

BCPの対象となる非常事態とは、

◎自然災害：巨大地震・水害・竜巻など
◎外的要因：仕入れ先の倒産・サイバー攻撃など
◎内的要因：バイトテロ、自社の不祥事により役員の退職など

に分類されます。

マニュアルもそれぞれの非常事態用に対応したものを作成する必要があります。

（1）自然災害のBCP対策マニュアル

自然災害の場合、人命救助の方法・避難方法・安否確認方法・被害状況の確認・停止し

た事業を代替設備で復旧させる方法を記載する必要があります。

（2）外的要因

仕入先が倒産した場合、仕入先の二重化、変更先リストを策定する必要があります。

（3）内的要因

サイバー攻撃を受けた場合、職員・利用者・地域などの利害関係者に説明責任が問われます。通知内容および方法を決めておく必要があります。

ＢＣＭはＢＣＰを含む事業継続管理

ＢＣＭとは「Business Continuity Management」の略、事業継続マネジメントのことです。事業を継続できるようにする管理体制のことであり、その中の主要なものの１つがＢＣＰです。

ＢＣＭはＢＣＰを含む範囲が広い概念です。

ＢＣＭは**事業継続計画を立てる段階から運用するまでの管理体制**です。ＢＣＭにおいては、**ＢＣＰで実現可能な計画を立て、実行、改善していくＰＤＣＡが重要**となります。

東日本大震災をきっかけに必要性が高まった考え方がＢＣＰ対策・ＤＲ対策（Disaster Recovery の略。災害復旧の意）です。２０１１年の東日本大震災後です。実際に多くの企業が地震の被害に遭い、災害対策の重要性を感じるようになりました。たとえ建物は無事でも、サーバルームの崩壊によりデータが破損した企業も少なくありません。

地震による影響は想像以上に大きく、今までＤＲ対策を意識していなかった企業も取り組み始めました。データが一度失われれば元に戻ることはありません。システムの停止による影響が大きい企業を中心に、ＢＣＰ対策とＤＲ対策が行われています。

今後、ＢＣＰ策定・運用コストなどが課題としても、事業が継続できないとしたら大問題ですから、ＢＣＰ対策を行う介護事業者は増えていくと思います。

（※参考：平成29年度企業の事業継続及び防災の取組に関する実態調査）

施設の信頼性の向上のためにもBCP対策が必要

ＢＣＰ対策は、リスクを減らすだけでなく、事業の信頼性向上に貢献します。災害時に業務が早期復旧できた施設は、地域や利用者からの信頼度は高くなります。ＢＣＰ対策を行っていないと施設の信頼性は低いということです。災害発生など非常事態でも事業が継続できる施設の評価は高く、信頼性も向上します。

ＢＣＰは施設の社会的責任（ＣＳＲ）を果たすためにも必要ですし、安定した事業を展開することで、地域や利用者との良好な関係が築けます。

ＢＣＰを効果的に実現するための要点が２つあります。

１つは、システムの復旧のためのＲＴＯです。ＲＴＯは「Recovery Time Objective」のことで、**システムをどれくらいの時間で復旧できるかの目標値**です。システムが停止している時間が長ければ、それだけ災害による被害は大きくなります。損失を少なくするためにはＲＴＯを短くすることですが、要は実現可能な対応が構築できるかです。

２つは、ＲＰＯです。ＲＰＯは「Recovery Point Objective」のことです。システムを復旧する目標値です。**災害によって壊れたデータをどのように復旧することができるかが事業継続の適否になります。**復旧の効果を高めるためにはシステム開発にはコストがかかりますから、災害発生時の被害対策に要する費用との均衡をとりながら緊急度が高いシステムから暫時、復元することです。

ＢＣＰ策定のポイント

ＢＣＰとは、非常事態に対応した強い経営管理を行うための手法です。

ＢＣＰを策定する目的は、施設にとって望ましくない事態（自然災害・大事故・不祥事など）が生じた際に、被害を最小限に抑えつつ、最も重要な業務を優先的に再開させて、損害の発生を最小限にとどめることです。そのためには、業務を止めないための事前計画と本番に向けた準備を確実に用意することが肝要です。

ＢＣＰにおいて、開発すべきものは何といっても、災害や大事故など緊急事態が生じた際に用いることができる「**非常時対応マニュアル**」です。そして、災害直後の人命救助、安否確認および停止事業の代替設備による、仮復旧手順などを実施するために必要となる「連絡先一覧リスト」、「業務マニュアル」などを非常時用のドキュメントとして準備します。

マニュアルは、時間がたつと内容が古くなり、いざという際に役立たなくなる恐れがあります。平時から訓練や演習を繰り返して、職員にスキルを付与したり、事前に点検して抜け落ちている項目がないかを確認する必要があります。

それでは、ＢＣＰ策定に法的義務があるのでしょうか。ＢＣＰ策定を直接義務づける法律はありませんが、国や各業界団体はＢＣＰ策定を推奨しています。ＢＣＰは施設が独自に導入をする経営手法の一つとして位置づけられています。

ＢＣＰ／事業継続計画を策定すべき理由

ＢＣＰを実践している介護法人は少ないものの導入の動きは確実に増しています。災害に対して組織の構造が弱体化しているなどが要因ですが、権利意識が高くなっていること、地域社会からの安全・安心に対する強い要請があることなどからです。

特に、１９９５年（平成7年）の阪神・淡路大震災以降、大地震や噴火の発生頻度が増加していますし、近未来における大型地震の発生が予見されているからです。更には、新型コロナウイルス感染症、新型インフルエンザによる感染も社会不安になっていますし、国内テロの発生など新たな脅威も想定されています。

不祥事が発生した場合には、インターネットやソーシャルネットワークによって速い速度で広範囲に情報が拡散します。

被災後に安全配慮義務違反や債務不履行で訴えられる、大きな災害が生じた際、防災対策や避難計画が不足していたため死傷者が発生した、事業再開の計画が不十分で業務を遂行することができないなどということになると、安全配慮義務違反で訴えられることもあるでしょうし、契約違反として違約金を請求されることもあります。

リスクに対応するためにもＢＣＰが欠かせませんし、危機が発生した場合の対策としても的確な手を打つためのガイドラインとしてもＢＣＰは欠かすことはできません。

第2章

介護現場の防災マニュアルの作り方

災害の種類と避難計画の考え方・進め方

新型コロナウイルス緊急対策

災害はいつかは起こるもの、だから備える

災害はいつかは起こります。

災害は、天災、つまり、自然現象に起因する自然災害のことですが、人間に影響を及ぼす事態に限られています。災害には人災、人為的な原因による事故や事件も含みますが、規模としては生活が破壊されて何らかの援助を必要とする程度のものをいいます。

（1）災害の要因

災害の要因は誘因と素因の2つに大別できます。

1つは、外力（hazard）による誘因です。**地震や洪水のような外力が誘因**です。

2つは、防災力による素因です。災害は、素因を超えて、誘因に見舞われた時に生じます。外力は確率的な現象ですが、規模の大きなものほど頻度が低くなります。素因である**防災力の脆弱性を改善すること、つまり防災力を向上させることが被害を低減させます。**

災害を起こす外力を完全に防御できるとしたら災害は制御できますが、災害をなくすことは科学技術の水準からみて困難です。施設として、災害を緩和することも防備を施すことも困難です。

（2）被災地と被災者

災害により被害を受けた地域が被災地、被害を受けた人物が被災者です。

「ウィーン宣言及び行動計画」（1993年に採択）は、自然災害と人的災害について国際連合憲章と国際人道法の原則により被災者に人道支援を行うことを強調しています。

（3）災害に対する風化

災害を経験しても、時間の経過と共に、経験の伝承が忘れ去られ、風化していきます。津波被害を経緯として、海辺にあった施設や住宅を山や高台に移転したとしても、やがて利便性から海辺へと再び施設や住居が建てられるようになるものです。

（4）災害の抑止

災害の抑止は特定の施設だけの課題ではありません。地域全体、国全体の課題です。例えば、水害ですが、治水技術の向上により、特定地域の水害を抑止することがある程度は可能です。現に、水害に関する制御の可能性が高まっています。

さらに、地球上の地形は災害の繰り返しによって形成されている箇所も多いので、地形や地層などを分析することによって受けやすい災害の種類を推測することが可能です。

（4）リスクに対する自覚

災害は、生命や財産に対するリスクの極めつけの1つです。しかし、災害に対する価値観としての防災意識は漠然としていますし、災害は生死に関わるものですが、多くの人は他人事あるいは絵空事になっているのではないでしょうか。まずは、身近な地域に災害が起こるものと受け止めて、リスクについて認識し、自覚することが必要です。

災害の種類

災害は、大別すると自然災害と人為的災害に区分できます。

（1）自然災害

気象災害、地震および噴火に区分できます。

①気象災害

・雨（大雨・集中豪雨）に起因する災害……洪水（河川の氾濫、内水氾濫）、土砂災害（斜面崩壊、がけ崩れ、土石流、地すべり）など

・風に起因する災害……停電、強風・暴風、竜巻、高潮、波浪

・雪に起因する災害……積雪、吹雪、雪崩
・雷に起因する災害……落雷
・中長期的天候に起因する災害……干害（干ばつ）、冷害（冷夏）、熱波、寒波
・その他の災害……霜害、雹害、土地の隆起や沈降、蝗害《こうがい》（バッタ類の大量発生）
②地震
・地震に起因する災害……液状化、津波、岩屑《がんせつ》なだれ、がけ崩れ、地震にともなう火災
③噴火
・噴火に起因する災害……降灰、噴石、溶岩流、火砕流、泥流、山体崩壊、津波

（2）人為的災害
①事故
・列車事故、航空事故、海難事故、交通事故、火災、爆発事故、炭鉱事故、石油流出、化学物質汚染、原子力事故その他
②日常災害・労働災害
・転落、転倒、落下物による受傷、中毒、溺水、火傷、感電その他
③欠陥事故
・製品事故、食品事故、医療事故
④暴動、犯罪

⑤テロ・戦争

・テロ（暗殺、暴行、破壊活動）

・戦争（戦災、武力攻撃災害）

災害への対応

（1）未然の対応

災害を未然に防止する対応には、被害抑止および被害軽減があります。被害抑止とは、被害が生じないようにすることです。被害軽減とは、被害が生じてもそれを少なくし、円滑な立ち直りをするための対応です。

（2）防災

防災に関する要素は時間軸が関わっています。発生後の対応は、応急対応および復旧・復興救助があります。応急対応は、避難所の運営などです。応急対応に続くものが復旧・復興救助です。防災を支えるものとしては、

①自然災害のメカニズムやそれを抑止する技術の研究

②災害の予測（ハザードアナリシス）

③災害に関する知識の普及（防災教育）

などがあります。

介護現場の防災マニュアルの作り方

老人福祉施設、有料老人ホーム、社会福祉施設、介護老人保健施設など介護施設における災害対策を示します。

①防災マニュアルの作成

防災マニュアルは、非常時における基本的な「行動方針」のことです。非常時における職員の行動指針や役割分担をあらかじめ決めておくものです。全ての職員が常日頃から内容を理解し、いざという時に役立つものでなければなりません。

②防災訓練の実施

防災訓練は、災害などに備えた訓練です。水害を想定した防災訓練、火災を想定した防災訓練、地震を想定した防災訓練、揺れ体験訓練などがあります。

③災害時における他機関・他施設との協定締結

災害時に相互に協力、支援し合うための他機関・他施設との協定です。他機関・他施設は地元自治会・町内会、病院、近隣施設、社会福祉施設、物流会社、福祉ネットワーク、市区町村等です。

④ハザードマップ上での施設の確認と危機の種類

ハザードマップは、自然災害による被害の軽減や防災対策に使用する目的で、被災想定区域や避難場所・避難経路などの防災関係施設の位置などを表示した地図です。防災マップ、被害予測図、被害想定図、アボイド（回避）マップなどがあります。

ハザードマップ上で自施設の地形的な危険性を確認する必要があります。特に、土砂災害に関する危険性の確認は重要です。洪水に関するもの、洪水と土砂災害併せたもの、断層にかかるものが必要です。

⑤災害時の連絡方法

災害時、電話などで通信ができない時の連絡方法です。職員間の連絡方法、関連自治体との連絡方法、関連業者連絡方法などがあります。

⑥非常時の熱源等

非常用熱源の用意です。停電対策として自家用発電機を配置します。いざという時に使用法がわからないとか故障していて使えないという事態にならないために、自家発電訓練を実施する必要があります。厨房が被災した場合を想定した代替器具の確保も欠かせません。

⑦食材の調達手段やルート

食材が届かないという事態が発生します。食材を自ら調達する手段やルートの確保です。

⑧食材の備蓄

非常食の準備です。食材と食品の備蓄は、少なくとも7日分、入手が困難になることが想定される食材と食品は8日以上の備蓄が必要です。職員分の食品備蓄の他に、利用者のADLの状態に対応した備蓄が必要です。また、4日目からのことを想定して業者との連絡方法を決めておきたいものです。

⑨仮設トイレの準備、衛生用品の備蓄等

水が出ないことによって、水洗トイレが使用できなくなることを想定して仮設トイレを準備します。

例えば、段ボール、ゴミ袋、新聞紙を活用した仮設トイレづくりなどです。機器等が洗えないことを想定した衛生用品（おむつ、ウエットティッシュ、マスク等）の備蓄、ディスポ食器の備蓄等が必要です。

ゴミの処理方法、特に、生ゴミの防臭・害虫対策は重要です。

⑩備蓄水

水の備蓄ですが、備蓄水には調理用水、生活用水が欠かせません。停電時における受水槽の水の利用さらには災害時の給水所の場所を確保する必要があります。

⑪医療機器、医療品の確保

第一に、吸引器等生命維持に必要な医療機器が停電時にも使用できるようになっていることです。そして、生命維持に必要な医療機器や医薬品の保管庫、転倒防止の措置が必要です。

災害時に想定しておきたい対応

介護老人保健施設、老人福祉施設、社会福祉施設における災害時対策として想定しておきたいことがあります。

例えば、以下の5つなどです。要は、災害時、建物や利用者の予想される状況に対応できるマニュアルの整備と準備です。

■災害時に想定されることと必要なもの

①入所者の他、福祉避難所としての要援護者の受け入れや職員の帰宅困難者等、通常より人数（食数）が増えることが予想されます。

②入所者の状況に合わせた形態の食事や治療食等が必要です。

③災害により、入所者の健康状況が悪くなる場合が想定されます。薬や栄養補助食品等が必要です。

④病院、診療所などと連携し、災害時に生命維持に関わる医療機器を確保する必要があります。

⑤給食施設での炊き出し等の支援場所となる場合を想定した準備が必要です。

命を守るためにすべきこと

地震、台風、集中豪雨等自然の荒《すさ》びには凄まじいものがあります。成すすべがないかのように災禍に見舞われてしまいます。

被害を受けた施設は、業務が立ち行かなくなり、事業中断する事態に陥ることも少なくありません。事業中断が休業や倒産につながりかねません。

人為的な災害に対して事前に備える、自然災害に対する対策を講じる、いずれも経営にとっては重要な課題です。

万一災害に遭っても、被害そのものが少なくなるようにするという認識から、明日にでも災害が発生するという意識変容が求められます。

経済産業省中小企業庁は、事前の備えとして「中小企業ＢＣＰ策定運用指針」を公開しています。

「ＢＣＰ（Business Continuity Plan＝事業継続計画）とは、自然災害や大火災等の緊急事態に備える企業の危機管理の新手法であり、欧米では広く普及しています。

そのノウハウを調査研究分析し、中小企業の皆様が自らＢＣＰを策定し運用することができるよう、わかりやすく解説したのが本指針です。

緊急事態を生き抜くために、一人でも多くの中小企業の皆様が本指針を活用され、ＢＣＰを策定し運用されることを望みます。」（経済産業省中小企業庁）。

そこで、同運用指針を参照して、危機管理を実践しませんか。

効果的な行動をするために必要なこと

ＢＣＭ（Business Continuity Management ＝事業継続管理）は事業継続計画を立てる段階から、運用するまでの管理体制を指します。

しかし、計画を立てたとしても、非常事態に効果的な行動ができなければ価値はありません。主要な災害対策としてＢＣＰを策定する必要があります。

それでは、いつ、どのように、ＢＣＰを策定すればよいのでしょうか。

災害が起きても事業を継続させるために、平時にＢＣＰの基本方針を策定しておく必要があります。

災害が発生した場合には、まずは、職員と家族の安否確認、施設の設備、拠点、関係取引先の被害状況を把握するための初動対応が大切です。そのうえで、ＢＣＰに基づいた復旧対応を実施します。

事業継続計画には計画を立てる段階で覚悟と認識が必要です。それは、ＢＣＰによって、生命を護り、事業を守るという覚悟です。そして、ＢＣＰが非常事態のために欠かせない経営管理手法であるという認識です。何があっても利用者と職員の命を護り、事業を止めないための事前計画と準備がＢＣＰです。

ＢＣＰは非常事態用の経営手法ですが、ＢＣＰを策定する目的は望ましくない事態（自然災害・大事故・不祥事など）が生じた際に、被害を最小限におさえつつ、最も重要な業務を素早く再開させ、損害の発生を最小限にとどめることです。

何があっても事業を止めないための事前計画と災害のための準備がＢＣＰです。

望ましくない事態（自然災害・大事故・不祥事など）が生じた

⇩ 被害を最小限におさえる

⇩ 最も重要な業務を素早く再開させる

⇩ 損害の発生を最小限にとどめる

■緊急時のマニュアルの作り方・活用法

・緊急時に用いる非常時対応マニュアル

⇐

・非常時対応マニュアルの保守・運営業務全般

⇐

- 策定を直接義務付ける法律や条令はない
⇐
- 内的なリスクに対応する
⇐
- 外的なリスクに対応する
⇐
- 自然災害に対応する
⇐
- 事業所独自の手法を策定する

非常事態に対応する経営手法

BCPは、災害や大事故など、実際に緊急事態が生じた際に用いる「**非常時対応マニュアル**」です。

①災害直後の人命救助や安否確認の仕方を定める

②停止した事業を代替設備で仮復旧させるための手順を明確化する
③①②を実施するために必要な連絡先一覧リストや業務マニュアルを策定する
④関連資料を「非常時対応マニュアル」としてドキュメント化する

非常時対応マニュアルは、運営業務全般に及びます。

マニュアルは、時間が経過すると新たな事態に対応できなくなることがあります。古くなるということです。古いままではいざという際に役立たなくなる恐れがあります。

そこで、平時から訓練や演習を繰り返すことです。訓練や演習によって職員がスキルを身につけることができます。事前準備として抜け落ちている項目がないかを確認することもできます。その結果として、ＢＣＰは業務に活用するための重要なマニュアルとなります。

ＢＣＰ策定を義務づける法律はないのだが……

ＢＣＰ策定は義務でしょうか。

ＢＣＰ策定を義務づける法律や条令は現在のところ存在しません。しかし、国や各業界団体はＢＣＰの策定を推奨しています。法があるから実施するというのは当然のことです。経営には法的根拠が求められるからです。しかし、法律どおり行っていても事業が継続できるというものではありません。

介護事業を継続する責務は施設の経営者のみならず職員にも、あるいは利用者さらには地域にもあります。

施設がこぞって、地域と連携して事業継続のためのガイドラインを策定すること、ここにＢＣＰの意義があります。

防災対策は自然災害が対象、ＢＣＰは人的なリスクも対象です。ＢＣＰは、自施設の内的なリスクにも対応する必要があります。

施設では、薬の取り違え、食中毒の発生、食材に対する異物混入などは大きなリスクです。情報の流出もリスクです。

職員による情報の持ち出し、コンピューターウイルスによるＩＣＴ情報の流出もリスクです。法令違反や倫理にもとる行為などコンプライアンス違反もリスクです。

経営者、職員の怪我や入院、人材の退職あるいは他施設からの引き抜きなど人材に関することもリスクです。

さまざまなリスクに対する対策がＢＣＰです。


ＢＣＰと防災対策は異なります。

「防災」には災害を未然に防ぐ被害抑止のみを指すこともありますし、被害の拡大を防ぐ被害軽減さらには被災からの復旧まで含めることもあります。

防災よりやや広い概念が危機管理です。ＢＣＰは、防災と危機管理を含めた事業継続計画です。

防災対策は、ＢＣＰにおける取り組みのひとつであり、ＢＣＰを策定する前提に防災対策があるということになります。

防災対策はＢＣＰの要素であり代替手段ではありません。防災対策は設備や建物を主に自然災害から守るために、災害の種類に応じた対策を講じます。ＢＣＰはモノではなく事業を守ることが目的です。

対象は自施設だけではなく取引先やライフラインなど社外、テロや不祥事など自然災害以外への対応も求められます。

防災は、対象とする災害ごとに異なる内容の対策を講じます。地震対策の場合には建物の補強や機械の固定、洪水対策の場合には土のうの準備をするなどです。

ＢＣＰでは、事業を守るために、望ましくない事象は全て対象となり、人為的な事故、重要取引先の倒産、不祥事などあらゆるリスクに備える必要があります。

ＢＣＰを策定する

公官庁や業界団体のガイドラインあるいはテンプレートを活用してＢＣＰの案づくりを

することもあるでしょうし、専門家やコンサルタントから助言を受けて草案作りをすることもあると思いますが、決定版としては自施設固有の事項を組み込んだＢＣＰの策定となるでしょう。

国際規格の認証を受けることも検討してください。英国規格協会（ＢＳＩ）が発行している事業継続マネジメントに関する英国国家規格「ＢＳ２５９９９」、情報システムに特化した国際規格である「ＩＳＯ２７００１」がありますが、２０１２年（平成24年）にＢＣＰの国際規格として「ＩＳＯ２３００１」「ＩＳＯ２２３０１」が発行されています。

ＢＣＰ（事業継続計画）のコンテンツ（構成要素）を例示します。

（１）非常時対応マニュアル

非常時対応マニュアルにはマニュアルの維持のために、「事前分析」と「保守運用」を組み込みます。

（２）初動対応計画（非常時対応）

「初動対応計画」は、自然災害や事故などの発生直後に行う活動計画です。防災対策と準備作業に区分します。

防災対策は被害を最小にとどめるためのものです。

発生直後の応急救護、救助活動、消火活動など自然災害が発生した場合の対応をまとめます。

準備作業は仮復旧へつなげていくためのものです。

・安否確認
・緊急連絡
・情報収集
・被害状況の確認
・対策本部設置判断

などを行うための手順をまとめたものです。

（3）仮復旧計画（業務継続マニュアル）

初動対応の次の段階で必要になるものが、「仮復旧計画」です。本格的な復旧に先立って業務を仮再開させるために必要な資材・設備・手順書などを事前計画としてまとめておくものです。

①代替設備や非常用電源の準備
②バックアップシステムの立上げ
③業務委託先や仕入れ先の一時的な切り替え対応
④担当者間の引き継ぎ

などになります。

（4）本格復旧計画

仮復旧によって暫定的対応を行っていた各種の業務、代替品を用いていた設備などを平常時の状態に戻していくために必要となるものが本格復旧計画です。まずは、設備を購入した際の納品書、サービス導入時の契約書などをまとめます。

ＢＣＰを維持するための活動

非常時にＢＣＰを活用するためには平時、日々のメンテナンスが重要です。緊急連絡先や安否確認用リストの更新、防災備蓄用品の入れ替え、避難訓練の実施や非常時対応マニュアルを用いた事前演習などを継続的に実施する必要があります。

ＢＣＰの保守・運用活動は、ＢＣＰの上位概念であるＢＣＭ（Business Continuity Management）の一環として実施するものです。

BCPの推進

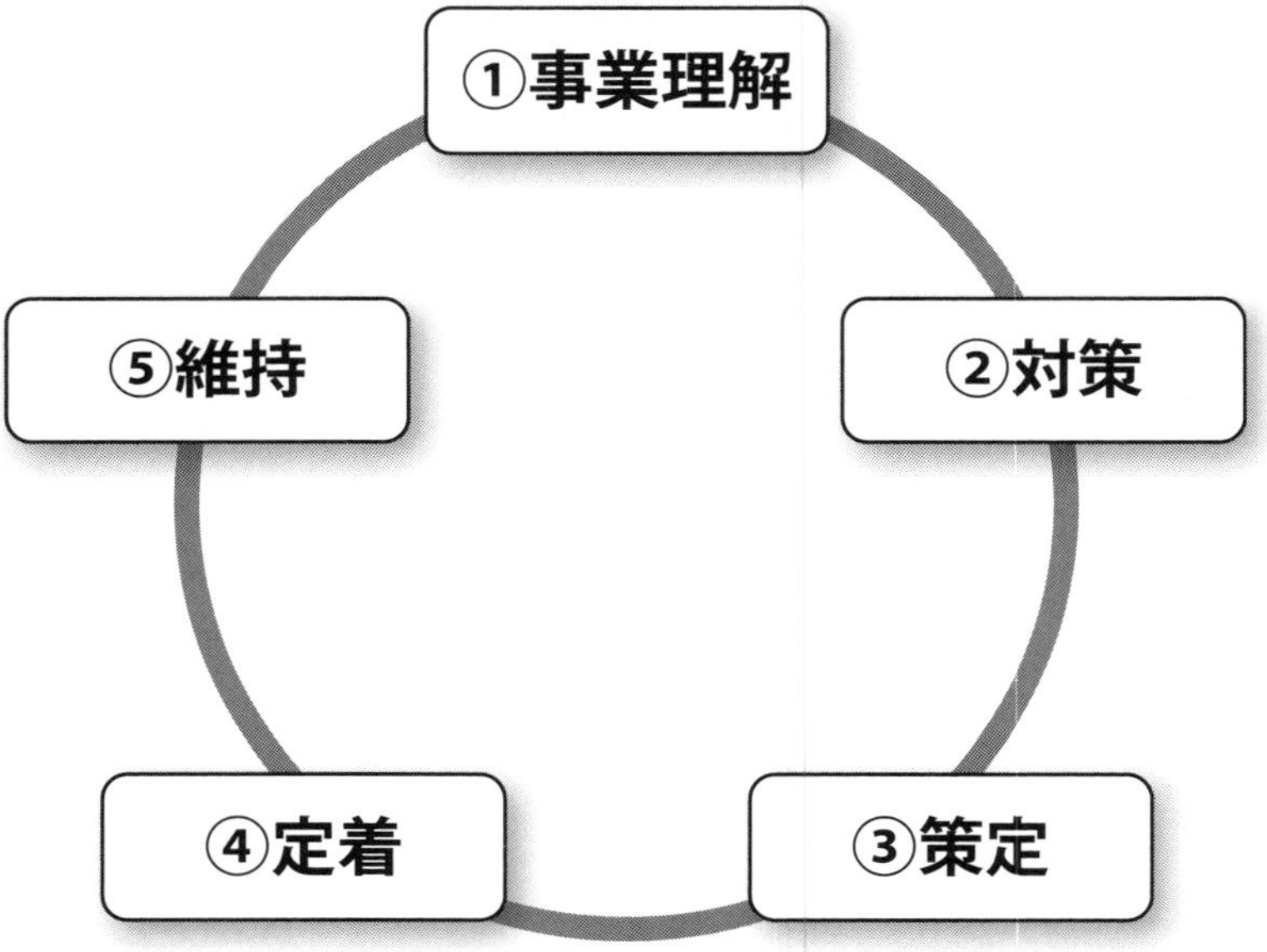

BCP にはサイクル性があります。

事業理解……優先する事業、継承が必要な事業を明確にします。
対策…………事業理解に対して、現状との乖離を解決するための対策です。
策定…………対策にともない具体的な継承計画を定めます。
定着…………継承計画を職場活動として定着させます。
維持…………職場活動を日常的に継続させるための日々の行動です。
不具合があり、維持が困難な場合には、①事業理解にフィードバックします。

早期復旧のために

ＢＣＰを策定していても被災した時点で機能しないようでは意味がありません。そこで、ＢＣＰを策定する時点で以下のことを配慮する必要があります。

（１）人的リソース

施設や設備が元通りになったとしても、職員が業務に復帰できなければ早期復旧は困難です。

職員の被災状況把握、少人数でのオペレーション方法、出勤できない職員への対応などを明確にしておく必要があります。

（２）施設・設備

施設倒壊や設備損壊の場合、修復するまでの間は復旧困難です。介護が提供できなくなった場合を想定して代替手段を準備しておく必要があります。

（３）資金

事業が中断した場合、事業資金に相当するキャッシュ・フローを確保します。保険による損害補償や公的融資制度についても把握します。

（4）体制

被災直後の混乱した状況で事業を平常時の運営に戻すことは困難です。速やかに優先順位を決めて、的確に対応する必要があります。

（5）情報

業務に必要なデータが失われてしまっては事業の継続は困難です。広域災害に備え、まずは経営管理データを保存する必要があります。経営管理データには、金、物、時間、情報に関わるものがあります。

以上の5つのうち、より重要性があるものが「**情報**」です。情報は他の4つと比べると経営者の意識が希薄です。

担当者や業者に任せっきりになってしまうことが多いのです。

そこで、経営者自らが判断や決断できない場合には、権限移譲の相手や方式を決めておきたいものです。

BCPの内容

経済産業省と厚生労働省は、以下の4つのフェーズに分類しています。

1．ＢＣＰ発動フェーズ
2．業務再開フェーズ
3．業務回復フェーズ
4．全面復旧フェーズ

これらのフェーズを決定するため、復旧計画には以下の指標を提示しています。

①ＲＰＯ（Recovery Point Objective・目標復旧時点）
災害発生の何時間前の状態に戻せるか。バックアップを取る頻度の目安

②ＲＬＯ（Recovery Level Objective・目標復旧レベル）
どのレベルの操業度まで復旧できるかの目標値。災害発生時からの経過時間の関数

③ＭＴＰＤ（Maximum Tolerable Period of Disruption・最大許容停止時間）
操業停止時間を何時間以下に抑えるかの目標値

④RTO（Recovery Time Objective・目標復旧時間）

災害発生後、何時間で操業を再開できるかの目標値

5つのフェーズに区分して開発する方式もあります。

①分析

②ソリューション設計

③実装（設計仕様に基づいて行う工程であり、必要な仕組みを導入すること）

④テストと検収

⑤維持、修理と運用

以上、5つのフェーズです。

新型コロナウイルス対策【改正特措法と感染症予防対策】

1．特措法の改正

新型インフルエンザ等対策特別措置法（平成二十四年法律第三十一号　特措法）の対象に新型コロナ感染症を加えた改正法が施行されました。措置法とは、適用対象が特定され

た具体的な処分性を有する規範として定められた法律のことです。

特措法による緊急事態宣言は、政府対策本部の本部長を務める首相が、都道府県を単位とする区域や実施期間などを示して宣言すると定められています。

該当地域の都道府県知事は、感染拡大防止など、必要と判断した場合に、住民への不要不急の外出の自粛要請、施設の使用停止、イベントの開催制限の要請・指示などの措置をとることができます。

「ロックダウン」（都市封鎖）と緊急事態宣言は同じものではありません。

特措法の目的は、「……特別の措置を定めることにより、感染症の予防及び感染症の患者に対する医療に関する法律（平成十年法律第百十四号。感染症法。）その他新型インフルエンザ等の発生の予防及びまん延の防止に関する法律と相まって、新型インフルエンザ等に対する対策の強化を図り、もって新型インフルエンザ等の発生時において国民の生命及び健康を保護し、並びに国民生活及び国民経済に及ぼす影響が最小となるようにすることを目的とする。」（特措法第1条）

2. 新型コロナウイルスの感染症対策

政府、自治体などは、

①換気の悪い密閉空間

②多数が集まる密集場所
③間近で会話や発声をする密接場面

以上、3つの「密」が揃う場所では集団感染（クラスター）の発生リスクが高いとして行動の抑制を打ち出しています。

さらに、「共同で使用する物品には消毒が必要」としています。

【チェック1】通常の予防対策

以下のとおりです

●体調管理

【睡眠】

・睡眠は体質や性、年齢など個人的な要因に影響されます。
・十分な睡眠は、日中しっかり覚醒して過ごせるかが目安です。

【運動】

・世界保健機関、米国疾病予防センター、米国心臓協会の三機関が、有酸素運動について次のようなガイドラインを出しています。

①ウォーキング……中程度の運動を週１５０分、１回30分を５回に分けることが望ましいとされています。
②ランニング……激しい運動を週に75分、25分を３回に分けることが望ましいとされています。
③10分未満の運動は1回にカウントしないで、できるだけ1週間のうちにまんべんなく分散させることです。

【食事】
・エネルギーが適切で必要な栄養素が適量含まれている食事、バランスの良い食事が必要です。
・要点は、主食・主菜・副菜を揃えることです。献立にこの３つがそろっているかを確認してみましょう。

【飲酒】
・節酒です。厚生労働省は、「健康日本21（第二次）」で、「生活習慣病のリスクを高める飲酒量」を、１日当たりの純アルコール摂取量が男性で40グラム以上、女性で20グラム以上と定義しています。
・1日当たり、日本酒換算1合未満、少なくとも1週1日の休肝日の確保が必要です。

【喫煙】
・禁煙が目標です。
・喫煙者の吸う煙を「主流煙」といい、火のついたタバコの先から出る煙を「副流煙」といいます。
・主流煙にはかなりの有害物質が含まれていますが、副流煙は燃焼温度が低くフィルターを通過しないため、有毒物質が主流煙の何倍もの濃度で含まれています。
・喫煙者の風邪羅患は1・6倍という見識があります。

●感染防止対策

【手洗い】
・正しい手洗いを励行します。

【消毒】
・介護事業所等への出所時、訪問介護等から事業所に帰ってきた時、食事前、帰宅時に手洗い後、アルコール消毒液を使用して手指を消毒します。

【マスク装着】
・マスクが最も効果を発揮するのは咳やくしゃみをする人がマスクをつけた場合です。
・風邪やインフルエンザ患者は1回の咳で約10万個、1回のくしゃみで約200万個のウイルスを放出すると言われています。マスクをつけることでこれらを含んだしぶきによる周囲の汚染を減少させることができます。
・顔との隙間がないように顔にフィットするサイズ・形のマスクを選択し、必要に応じてゴムを結ぶなど顔にフィットさせる工夫をします。

◉正しいマスクの装着方法
・鼻と口の両方を確実に覆います。
・ゴムひもを耳にかけます。
・フィットするように調節します。

【体温】
・平熱には個人差があります。
・子どもは高め、高齢者は低めです。
・体温は、常に一定ではありません。1日のうちでも変化します。
・体の温度は、部位によって違います。耳とワキでは「平熱」も異なります。

・日本人の体温の平均値は36・6℃から37・2℃の間です。37℃が平熱の人もいます。平熱は、人によって違います。
・自分の平熱より明らかに高ければ発熱です。
・感染症法では、37・5℃以上を「発熱」、38・0℃以上を「高熱」と分類しています。
・体温計は「ななめ下から」ワキ下にあてる。測るほうの腕の手のひらは上向きにします。

【チェック2】具合が悪い時の対応
以下のとおりです。

●健康管理

【観察】
・自宅にとどまります。
・十分に睡眠をとります。
・毎日、朝晩に検温します。
※高熱（38度以上）が出た場合には近医に電話をして、マスクを装着して受診します。

●受診

【目安】
・37・5度以上の発熱があり、咳、強い倦怠感、呼吸困難
・37・5度以上の発熱、咳、倦怠感が1週間以上持続
いずれかの場合には保健所や近医に相談します。

【外出】
・病院受診時は、マスクを装着し、公共交通機関の利用は避けます。

●法人・施設の措置
職員および利用者に対する措置は以下のとおりです。
【感染予防対策で推奨されること】
・手洗い方法の指導を行い、周知徹底します。
・アルコール消毒剤を配備します
【リスク低減策】
・対面形式の机配置をカウンター方式にします。
【職員等に自宅待機を指示】
・**感染者と2m以内で業務をしていて、症状がある場合には自宅待機を指示します。**

【重症化リスクに対する配慮】

・妊婦、癌その他免疫状態が低くなる治療薬を服用している、糖尿病、心臓、腎臓、呼吸器等疾患、慢性疾患に対するケアを行います。

【地域流行拡大を抑えるために自粛すべきこと】

・イベントの中止、または延期をする。

【感染予防策として強化すべきこと】

・対面業務を一時減らしたり、電話やＷｅｂ会議対応に切り替えます。

・時差勤務を導入します。

・リモートワークを推進します。

・ドアノブやスイッチをアルコール消毒します。

【感染予防対策を緩和するに際してすべきこと】

・対策緩和の目安を決めておきます。

・目安にしたがって順次、緩和します。

3. 手洗い励行

世界保健機関（ＷＨＯ）は、新型コロナウイルスの感染予防に向けたマスクの適切な使い方などの指針を公表しました（２０２０年2月29日）。マスクは飛沫感染の防止に効果があるし、手洗いの励行、顔や目をむやみに手で触らないといった衛生上の注意点を守ることが効果的というものです。

何といっても手洗いの励行です。手洗い励行は、感染症予防には当然として、清潔維持の基本中の基本です。

■手洗いの仕方……20秒が目安です！

1　手をぬらし、せっけんを泡立てる
2　まず、手のひらを洗う
3　手の甲を（皮を伸ばすように）洗う
4　指先と爪の間を手の平にこすりつけるようにして洗う
5　指を1本ずつ、指の間を洗う
6　親指を握って、手の平でねじるようにして洗う
7　手首を新井、最後に流水で十分にすすぐ
8　ペーパータオルで手を拭く。水道の栓は、ペーパータオルで閉める

【手洗いの方法】

●時計や指輪は外す
●使い捨てのペーパータオルの使用が推奨される
●20～30秒かけて洗う。「ハッピーバースデートゥーユー」の歌2回が目安

●感染予防を徹底するため爪を短く切る

〈参考情報〉

・厚生労働省　新型コロナウイルスに関するQ＆A
・日本感染症学会　水際対策から感染蔓延期に向けて
・日本渡航医学会　産業保健委員会
・日本産業衛生学会　海外勤務健康管理研究会

第3章

「今がその時」が自然災害への備え

◎あなたが始める災害への心の準備
◎毎年すさまじい被害が！　日本列島災害マップ

「今がその時」が自然災害に対する日頃の備え

大規模な自然災害は、忘れた頃に起こるのではありません。いまや毎年のように起こっています。自然災害を科学的に予測することはまだまだ不十分です。過去の災害要因を分析して災害の発生を予測することはある程度は可能ですが、いつ、どこで発生するのかを予見することは困難です。

災害はよもや起こることはないと思いますか？　明日にでも発生すると考えますか？自然災害に対する日頃の備えは、「今がその時」なのです。

「now is the time」、「今こそ」や「今がその時」です。

茶の達人と称された千利休が唱えた「道を究める極意」、あるいは秘訣として知られているものに『利休7則』があります。

一、茶は服のよきように点て

事を行うためには、状況を考えなさいという意味です。「服」とは、飲むことです。自分の点て易いように点てることを戒めています。単に客の好みに合わせなさいということとは違います。

その時、その場所での客の気持ちを察し、「よく考えて点てるようにしなさい」ということです。

二、炭は湯の沸くように置き
準備の重要性を説いています。「炭」は木炭のことですが、湯が早く沸騰するような炭の置き方を教えているのではありません。一番大切なことは、最初の火の調節です。準備や段取りは、ツボを押さえて行いなさいということです。

三、花は野にあるように
ものを表現するためには、本質を知り、簡潔に行いなさいということです。「あるように」は「あるがままに」ではありません。余計なものを省き、想像をふくらませなさいという意味です。

四、夏は涼しく冬暖かに
五感を使って工夫しなさいということです。これは、快適な「夏は涼しく冬暖か」を求めている部分はあるでしょうが、工夫をこらし、「涼」や「暖」を感じさせるようにしなさいという教えです。

五、刻限は早めに
ゆとりを持って、意識して心掛けなさいということです。時間厳守を説いているのではありません。「早めに」は、常に時計の針を進めて行動しなさいという意味です。

六、降らずとも傘の用意
不測の事態を想定して準備をしなさいということです。備えを怠らないという意味です。異なった状況になった時に初めて必要になる物の象徴が「傘」です。

七、相客に心せよ
気を配りなさいということです。気遣い、思いやる心を持つようにと説いています。

ここ数年立て続けに起こった自然災害の脅威

さて、直近のものから2000年までに起きた大きな自然災害を確認しておきましょう。

【2019年】

・2019年9月　台風19号

関東地方や甲信地方、東北地方などで記録的な大雨となりました。甚大な被害をもたらしました。

・2019年9月　台風15号

関東上陸時の勢力では過去最強級の台風です。

・2019年8月　九州北部豪雨

長崎県から佐賀県、福岡県までの広い範囲にかけて、長時間にわたる線状降水帯による集中豪雨が発生しました。8月28日を中心として各地点で観測史上1位の記録を更新しました。

【2018年】

・2018年　北海道胆振東部地震

2018年9月6日3時8分に発生しました。マグニチュード（以下、M）6・7の地震です。厚真町で震度7、札幌市東区や新千歳空港などで6弱を観測しました。苫東厚真火力発電所の緊急停止から発生したブラックアウトにより、全道295万戸が停電となりました。

・2018年　猛暑

熊谷市で最高気温記録を更新し、41・1℃を観測しました。5年ぶりの40℃超えです。下呂市、美濃市では40・0℃、都内の青梅市で40・8℃、名古屋市で40・3℃、京都市で

39・8℃を観測しました。

さらに、平成30年台風21号が1993年以来25年ぶりに「非常に強い」勢力で上陸しました。大阪湾で3メートルを超す高潮を観測し、関西国際空港では滑走路が浸水し、連絡橋にタンカーが衝突して孤立状態となりました。

・2018年6月　大阪北部地震

2018年6月18日7時58分に発生した大阪北部を震源とするM6・1の直下型地震です。大阪北部で観測史上最大の震度6弱を観測しました。

・2018年　7月豪雨（西日本豪雨）

2018年7月上旬に発生した豪雨災害です。広島県、岡山県、愛媛県などに甚大な被害をもたらしました。死者は200人を越えました。水害による死者100人を越えたことは、昭和期に遡っても長崎豪雨以来、平成に入ってから初めてです。

【2017年】

・2017年　7月九州北部豪雨

2017年7月5日〜6日、福岡県と大分県地区の集中豪雨です。死者行方不明者42人でした。

【2016年】

・2016年台風第7号、第11号、第9号、第10号および前線による大雨・暴風

2016年8月16日〜8月31日に発生した台風に、北海道地方に停滞した前線による大雨が重なり死者は25名でした。住屋倒壊や浸水などの水害、農作物への甚大な被害（ジャガイモ、トウモロコシ、玉ねぎなど）をもたらしました。

・大分県中部地震

2016年4月16日7時11に発生したM5・3の地震です。大分県由布市で最大震度5弱を観測しました。熊本地震の本震、ほぼ同時発生した大分県中部の誘発地震で震度6弱の揺れに見舞われました。由布市・別府市などでは被害の拡大を招きました。

・2016年　熊本地震

2016年4月14日21時26分に前震（M6・5）が発生し、最大震度7を益城町で観測しました。4月16日に本震（M7・3）が発生し、熊本県益城町（2回目）、西原村で最大震度7を観測し、熊本県と大分県の広範囲で震度6強〜6弱を観測しました。

【2014年】

・2014年　御嶽山噴火

2014年9月27日11時52分のことでした。突然、噴火したこともあり、多くの登山客が巻き込まれ、死者は57人でした。

・2014年8月　豪雨による広島市の土砂災害

2014年8月20日に広島市北部の安佐北区・安佐南区の複数箇所にて大規模な土砂災害が発生しました。土石流などから死者74人、家屋の全半壊255軒でした。広島市内の地質が影響し、被害が拡大したと報道されました。

・2014年　豪雪

太平洋側で大雪となり、首都圏などでスリップ事故が相次ぎました。岐阜県、山梨県、長野県では大雪で孤立する集落が相次ぎました。

【2013年】

・2013年　台風26号

東京都伊豆大島において、記録的な大雨による土石流が発生しました。土石流が集落を飲み込み死者行方不明者39人になりました。

・2013年　猛暑

8月上旬から中旬にかけて全国的に猛暑となりました。高知県四万十市江川崎で当時国内観測史上最高となる最高気温41・0℃を観測しました。熱中症による救急搬送が各地でありました。

【2011年】

・2011年　台風12号

２０１１年9月2日～3日にかけて、西日本各地に大雨が降りました。紀伊半島の奈良県南部・和歌山県では大きな被害になりました。死者・不明者は92人でした。

・福島県浜通り地震

２０１１年4月11日に発生したＭ７・０の地震です。東北地方太平洋沖地震で誘発された余震です。福島県いわき市で震度6弱を記録し、土砂崩れにより３人が死亡しました。復旧中の電力が途絶し、最大約21万戸が停電しました。

・長野県北部地震（栄村大震災）

２０１１年３月12日に発生したＭ６・７の地震です。長野県栄村では震度６強を記録し、家屋の倒壊や土砂崩れなどの被害がありました。

・東北地方太平洋沖地震（東日本大震災）

２０１１年３月11日に発生したＭ９・０の地震です。国内観測史上最大の地震でした、最大震度7、東日本の太平洋沿岸部に大津波が襲来し多大な被害になりました。福島第一原子力発電所事故が発生しました。戦後最大の国難に直面しました。

・新燃岳噴火

２０１１年1月26日から噴火がはじまり、噴火の規模が大きくなりました。4月中旬の噴火以降は沈静化しました。

【２００９年】

・駿河湾地震
２００９年８月11日に発生したＭ６・５の地震です。東名高速道路が路肩崩落により通行止、お盆の帰省ラッシュに大きな影響が出ました。

【２００８年】

・岩手県沿岸北部地震
２００８年７月24日に発生したＭ６・８の地震です。

・岩手・宮城内陸地震
２００８年６月14日に発生したＭ７・2の地震です。土砂災害が多発しました。

・２００８年　茨城県沖地震
２００８年５月８日に発生したＭ７・０の地震です。

【２００７年】

・新潟県中越沖地震
２００７年７月16日に発生したＭ６・８の地震です。

・能登半島地震
２００７年３月25日に発生したＭ６・９の地震です。

【2006年】

・2006年　豪雪

2005年11月から2006年2月にかけて発生した豪雪により、死者行方不明者150人以上におよびました。

【2005年】

・2005年　台風14号

2005年9月5日~8日にかけて発生した台風、台風に連なる前線の影響によって各地で大雨となりました。渇水に陥っていた高知県の早明浦ダムなどでは貯水率が1日で0%から100%へ回復しました。

・福岡県西方沖地震

2005年3月20日に発生したM7・0の地震です。阪神大震災以降に政令市（福岡市）で震度6以上を観測した地震です。

【2004年】

・新潟県中越地震

2004年10月23日に発生したM6・8の地震です。21世紀に入って初めて震度7を記録した地震です。死者68人でした。

・2004年の台風

台風16号が8月30日～31日、18号が9月7日、23号が2004年10月19～21日にかけて日本全国に暴風・大雨・高潮の被害をもたらしました。合計で死者不明者160人でした。23号は2000年以降では最悪の台風被害でした。当年は台風上陸が多く、各地で被害が出ました。

【2003年】

・2003年　十勝沖地震

2003年9月26日に発生したM8・0の巨大地震です。津波に飲まれて死者行方不明者2人でした。

・宮城県北部地震

2003年7月26日に発生したM6・4の地震です。宮城県では3回にわたり最大震度6弱～6強を観測しました。

【2001年】

・2001年　芸予地震

2001年3月24日に発生したM6・7の地震です。広島県西部では大きな被害がありました。

【2000年】

・鳥取県西部地震

2000年10月6日に発生したM7・3の地震です。兵庫県南部地震と同規模でした。

・2000年　台風14号（東海豪雨）

2000年9月11日〜12日にかけて東海地方で記録的大雨となりました。愛知県、岐阜県を中心に大規模浸水（東海豪雨）が発生しました。死者10人でした。

・三宅島噴火

2000年6月26日に噴火しました。火山性地震が相次ぎ、全島避難になりました。死傷者はありませんでした。

・有珠山噴火

2000年3月31日に噴火しました。地殻変動により周辺地域に被害が発生しました。死傷者はありませんでした。

2015年、2012年、2010年、2002年は大規模災害の発生はなかったのでリストアップしていませんが、災害が無かったということではありません。

第4章

介護現場のリスクマネジメントができる人材の育て方

介護現場に日々わき起こるリスクにどう向き合ったらいいのか

平成22年（2010年）4月5日、日本学術会議の日本の展望委員会安全とリスク分科会が報告書を発表しました。同報告書の要旨です。

「科学技術の発展により、産業社会は便利で快適な生活をもたらすことに寄与してきた。しかし、同時に、産業社会は新たなリスクをも生み出すことになった。これからの社会はリスクに敏感に対応できる社会でなければならないのだが、リスクについての知識の整理ならびにこれへの対処法が体系的になされているとは言いがたい。」

リスク（risk）は、「人が行った行為によって被る損害（damage）の可能性すなわち確率」を意味しますが、地震・風水害などの自然災害、自己が責任を負いきれない、思わぬ事故としての危険および人間の力では避けることのできないハザードなどをも含めて、人の意思決定のあるなしを超えたリスクの扱いが普及しつつあります。

同報告書は、以下の提言をしています。

【ポイント1】リスクにどう向き合うか

リスクを完全に避けることは不可能である。便利で快適な生活を送るためには、ある程度のリスクを引き受けざるをえない。

また、リスクは回避すべきものばかりではなく、困難な状況を乗り越える力を身に付けるために、積極的に引き受けるリスクもある。さらに、リスクには個々人が対応すべきリスク、国が対応すべきリスク、あるいはグローバルな対応を要求されるリスクなど、様々なものがある。我々は今後どのような形でリスクに向き合っていくべきか、その姿勢が今問われている。

【ポイント2】リスク管理制度を整備する

リスクに対応できる社会を構築するためには、現実社会に存在するリスクを網羅的に把握して、その大きさを評価するための「リスク指標」の開発と、これに基づいたリスク管理が必要である。種類が違うリスクを比較することは簡単ではないが、社会的に公平なリスク管理を行うためにはこうした作業が求められる。リスク管理のポイントは、技術的な《安全》と社会的な《信頼》によって人々の《安心》を形成することにある。

したがって、問題の可能な限り正確な把握を基礎として、数理モデルによる知見の最適化やそれを裏付ける実験に支えられたリスク評価とこれに基づくリスク管理に加えて、リスク意識の実証分析と事例分析を通じた信頼形成の考察、さらにリスクの生産と分配を射程に入れた考察が不可欠である。

リスクコミュニケーションとは、リスクに関して関係当事者間で対話を通じた意思疎通を図ることにより、リスクへの対応策についての合意形成を図ることをいう。重要なことは、リスクコミュニケーションはリスク情報の送り手と受け手との双方向の過程だとみなすことである。

【ポイント3】提言 リスクに対応できる社会を目指して

リスクの適切な管理のために、以下の2点を推進する必要がある。「安全の科学」の確立と振興のため、リスクに対応できる社会を構築しつつ、現実社会に存在するリスクを網羅的に把握して、その大きさを評価するための「リスク指標」の構築が必要である。

しかし、リスクには発生予測が困難で原因や今後の展開が不明なものもあり、そのようなリスクに対しても、その時点での最善の科学を駆使して不確実性を縮減しつつ、早急に対策を立てる必要がある。

さらに、リスク評価、対策の効果と実施にかかる予算的人的コストの事前評価、政策の事後評価や、これらの過程に関係者の意見を取り入れ、理解を得るためのリスクコミュニケーションにも、科学的理論による基礎づけと手法の開発が求められる。

このような安全政策を総合的に支えるための「安全の科学（リスク管理科学＝レギュラトリーサイエンス）」は、自然科学と人文・社会科学の緊密な連携が必要である。この新たな科学の意義と必要性について認知と普及を図り、研究者の育成を図る必要がある。

【ポイント4】先進技術の社会的影響評価の制度化

従来の研究開発・イノベーションシステムや法制度に準拠することが困難な先進技術に対し、その技術発展の早い段階で将来の様々な社会的影響を予期し、技術や社会のあり方についての問題提起や意思決定を支援するための先進技術の社会的影響評価（テクノロジーアセスメント）の制度化が必要である。

欧米ではすでに実践され、我が国でも断片的に行われているものの、問題の俯瞰的な把握や不確実性や価値の多様性の考慮といった点で、政策決定者の要求や社会からの信頼に十分に応えているとは言いがたい。この制度は、長期的・戦略的視点から先進技術の社会導入や普及に貢献し、既存の政策決定システムに対する補完的な役割を担うことが期待される。日本の政治的社会的環境に合った新たな専門機関の設立や活動の制度化などを含め、政府は安定的な支援を行うべきである。

BCP（事業継続計画）は自然災害の他にどんなリスクに役立てられるのか

前述したBCP対策（事業継続計画）を用いるのは非常時ではありますが、防災対策と異なり自然災害だけにとどまらず、テロなどの外部リスクや、自施設の不祥事などの内部リスクにまで及びます。

ＢＣＰを用いる状況として最もわかりやすいのが自然災害ですが、新型コロナウイルス、新型インフルエンザによるパンデミックなど感染症についてもＢＣＰの対象です。

（1）外的リスク

電力系統の不具合による突然の停電、原子力事故、テロの発生などが考えられます。さらに、自施設を狙った外的リスクとして、恐喝や業務妨害、自施設に対するサイバー攻撃などが考えられます。また、重要な取引先や無くてはならない用品を製造している仕入れ先の倒産、災害による操業停止などもＢＣＰの対象です。

（2）内的なリスク

自施設を原因とする内的なリスクにも対応します。食中毒、商品のリコール、異物混入などの問題が発生した場合です。職員による個人情報の持ち出しや流出、コンプライアンス違反、粉飾決算、バイトテロ問題などサービスではなく組織に問題があるケースもありえます。経営者や管理者の入院、重要なキーマンの退職や引き抜きなど、人的な問題もＢＣＰの対象です。

（3）ＢＣＰの必要性

自然災害やテロなどのリスクの増加、災害による取引先の操業停止などの外部圧力が増加しています。ＢＣＰの策定には一定の手間やコストがかかりますが、自施設を取り巻くリスク要因は増加拡大していますから導入する高い価値があります。

（4）ＢＣＰの目的

①職員と利用者が死亡しない環境づくり

ＢＣＰの発動は、災害によって職員と利用者が死傷していないことが前提です。職員と利用者を死傷させない環境づくりで重要なことは、地震で潰れない施設づくりをすること、什器や機器を固定すること。そして、2次災害からの避難準備を整えておくことです。

介護事業の防災備蓄は、職員や利用者を死傷させないために行うものですが、介護事業が行う防災備蓄の真の目的は2つあります。1つは災害直後の被災地に利用者を放り出す危険を冒さないため、もう1つは職員が行う災害救助を円滑に推進するためです。

②防災備蓄用品、事前準備リスト

介護事業の防災備蓄用品で最も重要なものの1つは非常用トイレの準備です。水や食料など生きていくための飲料や食料品と同様に、排便は生きていくための身体の重要な機能です。仮設トイレを設置し、トイレットペーパーを配備します。

③防災備蓄用品、管理と入れ替え方法

防災備蓄を行う際は、備蓄専用品ばかりをそろえると調達や管理のコストがかさみます。自動販売機や日常で消費可能なものと併用することが有効です。

（5）職員と利用者のプライバシーを護る

プライバシーとは、そもそも一人でいることを尊重することですが、他人の干渉を許さない、各個人の私生活上の自由です。職員と利用者のプイライバシーを侵害しないためには、職員や利用者から相談に来た場合の他は、関与しないことが原則です。職員や利用者が望まない場合に本人から聞き出すことは当然として、職員や利用者を無視して個人情報を提出させるのも厳禁です。

ハイテク犯罪に巻き込まれないために

介護事業がハイテク犯罪に巻き込まれないために、職員や利用者の心身や財産をハイテク犯罪から護るために対応する必要があります。

インターネット上の犯罪には、他人のＩＤ・パスワードを悪用する行為（不正アクセス禁止法違反)、インターネットオークション等における架空販売行為、出会い系サイト等による児童買春ポルノ法違反、出会い系サイト規制法違反、わいせつ画像をインターネットで公開するわいせつ物公然陳列、インターネットの掲示板を利用した犯行予告行為などがあります。こうしたハイテク犯罪に巻き込まれないために、警視庁の指導があります。次の7か条です。

①インターネット社会でも、実生活と同じルールとマナーを守る。
②他人のプライバシーを尊重する。
③住所・氏名などの個人情報を入力する時は、十分注意する。
④ID・パスワードなどの管理を徹底する。
⑤他人のミスを大げさに指摘しない。
⑥メールを送る前に、内容をよく確認する。
⑦面と向かって言えないことは書かない。

まずは、目的を持った利用(何を調べるのか)、時間を決めた利用(だらだら使ってないか)をルール化するとよいのではないでしょうか。

携帯電話の使用法を指導するポイント

携帯電話から出会い系サイトを利用した事件が急増しています。全く身に覚えのない料金請求のメールや電話は無視することです。自分の個人情報（名前や住所、電話番号）は絶対に相手に教えないことです。

チェーンメールやデマメールは、他人に転送しないで削除することです。また、一方的に送られてくる迷惑メールに対しても安易に登録したり返信したりしないで、すぐに削除してください。電子版やチャットを利用する時にも注意が必要です。他人の悪口を書き込むことも欠点を指摘することもタブーです。安易に掲示板やチャットに書き込まないことを心得として周知させてください。

痴漢やストーカーと間違われるような行為をスタッフにさせない

痴漢行為の悪質性が強い事案では刑法で定めている強制わいせつ罪（刑法176条）に

該当します。ストーカー規制法は、次の８つの行為を「つきまとい等」と定めています。

①つきまとい、押しかけ、待ち伏せなど。住居、勤務先、学校などで見張りをし、住居などに押しかけることなどです。

②監視していることを告げる行為。口頭、電話やメールなどで連絡したりメモを残したりして、行動を監視していると思わせるような事項を告げたりすることです。

③面会、交際の要求。人に会うこと、つきあいを申し込むことを強要することです。

④乱暴な言動。大声で粗野な言葉を浴びせる、家の前で車のクラクションを鳴らすなどの行為です。

⑤無言電話、連続電話、ＦＡＸなど。拒否していたにもかかわらず短時間に何度も電話やＦＡＸをしてくることです。

⑥汚物などの送付。著しく不快または嫌悪の情を催させる物を送付したりすることです。

⑦名誉を傷つける。道徳的尊厳などを毀損することです。

⑧性的羞恥心を侵害する。恥ずかしく思う気持ちをおかすことです。

防犯対策の基本を徹底させる

①「犯罪者に隙を見せるな」

まず第一に、犯罪者に隙を見せないことです。犯罪者は、多額の現金や貴重品を所持している対象を物色し、隙を狙っています。財布の中身や貴重品を携行していることを他人に知られないようにすることが第一です。

②「面識のない人を安易に信用するな」

第二に、面識のない人を安易に信用しないことです。知り合ったばかりの人の家に行ったり、車に同乗したりしないことです。

③「暗く人通りの少ない道を一人歩きするな」

この他にも、いくつかの留意点を挙げておきます。まずは、職員に暗く人通りのない場所を一人歩きさせないことです。遠回りをしても明るい道を通って帰宅させることです。

この他にも留意点があります。多額の現金や貴重品は必要のない時以外は携行しないことを徹底させてください。

最大の危機管理は信頼できる介護現場のスタッフを育てること

信頼できる人材を育てるには「人間性の陶冶」から！　そこで職員の人間性を陶冶する視点は6つあります。

①嘘をつかない

嘘も方便とはいいますが、嘘は信頼を失う行為です。嘘つきは泥棒のはじまり、虚偽は違法あるいは不当行為に該当します。約束にしたがって行動したものの約束どおりに履行できないことと、約束したことに着手しないで放置したのでは嘘の質が違います。

②嘘をついていると思われるような言動をしない

嘘をついているような言動も困りものです。真実でないことや偽りが嘘ですが、正しくないことを嘘で固めることにつながります。

③隠してはいけない

公開しなければならないことは公開する必要があります。法的根拠のない秘匿は罪です。人の目に触れないようにするとか人に知られないように事実を偽ることを隠すといいます。隠すより現（あらわ）るです。

④無断で使用してはならない

例えば、個人情報保護法による個人情報は無断使用することができません。ことわらないことや承諾を得ないことが無断です。

⑤しなければならないことはする

作為することを約束した場合は、不作為では許されません。作為は積極的な行為や動作のことです。

⑥してはいけないことはしない

不作為を求められている場合は、作為してはならないことになります。あえて積極的な行動をしないことが不作為です。

こうした視点で職員の質をはかることもできますし、こうした行為をする職員がいるとしたら信用は失墜します。つまりはコンプライアンスに通じます。

介護現場の人材育成の進め方

人材育成を行うには、まず基準づくりをして、育成の理論を活用して進めることです。

(1) 育成の基準づくり

育成の基本は標準行動ができる人材を育てる育成の基準づくりです。基準とはものごとの基礎となる標準のことです。基準が必要な理由は、比較して考えるための拠り所になるからです。

比較して考えるための拠り所には基準のほかに目安、尺度などがあります。基準を英語にすると、意味合いが更に鮮明です。Standard、Criterion、Basis、Normal、Canon、Bench markなどの意味合いになります。

①Standard
判断、比較のための基準です。moral standards（道徳的基準）などと使います。

②Criterion
判断、評価のための標準、基準および尺度です。それを決めるためには1つのCriterionでは不十分である、などと使います。

③Basis
知識、体系の基準として使います。

④Normal
基準以下、基準以上などと使います。

⑤Canon
行動や思想などの規範や規準として、the canons of good behavior（行儀作法の規準）などと使います。

⑥Bench mark
価値判断の基準として　up the mark（基準に達して）などと使います。

（2）育成に必要な理論

育成の理論は数多く存在しますが、災害に対応するために必要となる理論は主として3つあります。

①サクセッションプランニング（succession planning）

後継者を、計画的に育てていくことです。育成計画には、職員個人やキャリアから発想する「人ありき思想」および必要とされる職務から発想する「ポジションありき思想」の2つがあります。

サクセッション・プランニングは、「ポジションありき思想」の育成計画の1つです。

例えば、施設長やタスクフォース・リーダーというポジションに焦点を当てて、短期・中期・長期それぞれの視点で潜在能力を持っている候補者をリストアップします。そして、そのポジションに就くまでに必要なトレーニングや業務経験を積ませていくものです。

組織における健全な「人のフロー」を推進するために必要不可欠です。

②エンパワーメント（empowerment）

権限委譲です。かつての権限委譲は意思決定権や責任を単に委譲する（delegation）のことでした。empowermentには、自立を促しそれを支援するといった意味合いがあります。

業務目標を達成するための力のことです。組織の構成員に自律的に行動する力を与えることをいいます。

権限委譲の特徴は、自立性を促し、支援することです。**自立性を促すためには、業務の遂行にあたり経営者、管理者、リーダーが業務目標を明確に示し、遂行方法は職員の自主的な判断に任せることが必要です。支援するためには、指示や解決策を職員に与えるだけ**

ではなく、職員自身が問題点を発見し、不足する能力を開発できるよう周囲から環境を整える必要があります。

権限委譲は、経営者、管理者、リーダーがリーダーシップを発揮するために必要な技術です。

③マインドセット（mind set）

経験、教育、先入観などによる思考様式あるいは心理状態です。暗黙の了解事項、思い込み（パラダイム）、価値観、信念なども含みます。

経営者、管理者およびリーダーのマインドセットは戦略、ビジョン、歴史、サービス特性、経営スタイル、組織構成、スキル、情報の流れ、コミュニケーションなどによって構築されます。

マインドセットは、施設長あるいはタスクフォース・リーダーに就くための周囲からの働きかけによる自己変容を求めるものです。

リスク対応できる人材を育てる研修会の進め方

介護施設においてリスク対応研修を実施するためのモデルを例示します。

介護の先達としての医療における研修会では、２００７年医療法施行規則（第11条の

11）により、病院、有床の診療所では全職員に対して年2回の医療安全研修会を実施することが求められています。

全職員に集合型研修を実施する意義は大きく3つあります。

①場を共有して職員が共通の意識や一体感が持てる

②全員の知識、情報の共有ができる

③組織（施設長、安全担当リーダー）の考え方を伝える場になる

などです。

他職種との集合研修は、職種、チーム間のものの見方や考え方のギャップを埋め、安全のための相互支援の促進のきっかけになります。安全のための相互支援の促進は重要です。

【研修を企画する】

６Ｗ１Ｈで企画してください。

①Ｗｈｙ……どのような目的で実施するのか

施設の責務として、安全文化の構築、安全意識向上のための知識や技術の向上、事故の減少など、目的を具体化した研修企画をします。

研修の目的を参加者に伝え、共有します。

②Ｗｈａｔ＆Ｗｈｏｍ……何を、誰に学修させるか

研修内容は、「安全管理者の業務指針および養成のための研修プログラム作成」、「安全

に関する職員への教育・研修の実施」、「研修について考慮する事項の明示」などです。

【研修内容の例】

a　介護の専門的知識や技術に関する研修

b　心理学・人間工学・労働衛生など、他分野から学ぶ安全関連知識や技術に関する研修

c　法や倫理の分野から学ぶ介護従事者の責務と倫理に関する研修

d　利用者、家族や事故の被害者から学ぶ安全に関する研修

e　介護の質の向上および安全の確保に必要な知識と技術に関する研修

f　利用者、家族、職員間での信頼関係を構築するためのコミュニケーション能力の向上のための研修

研修内容に応じて対象者を全職員、職種ごと、チームごと、経験年数ごと、役職ごとにするのかなどを決めます。

③Ｗｈｅｎ ＆ Ｗｈｅｒｅ ＆ Ｗｈｏ……いつ、どこで、誰が

開催時期や頻度です。全職員対象の場合は「業務があって出席できない」を減らすために、開催曜日や時間帯、研修の所要時間を配慮します。

研修を視聴覚教材（ビデオ・ＤＶＤ・ＣＤなど）にして、いつでも学修できる体制づくりや補習の工夫が必要です。例えば、全職員が一次救命処置（ＡＥＤの操作含む）のスキルを獲得するなど職員の知識やスキルの向上には、年間計画で複数回、曜日や時間帯を変

更して研修を開催することで全員が参加できるような工夫が必要です。また、様々な介護事故報道や厚生労働省等からの通知などの新しい情報が発生した場合は、臨時で研修会を企画・実施することが大切です。

開催場所や設備は、広さ、収容人数、パソコンやプロジェクター、スクリーンの大きさ、空調や照明・音響設備などを考慮します。

講師の選定は、施設内講師、外部講師それぞれの利点を理解したうえで選定します。外部講師は、それぞれの専門分野に関する知見や、世の中の潮流などを踏まえ安全の取り組みなどに関する研修を担当します。

④Ｈｏｗ……どのように

研修の形式、教材の工夫、参加意欲を高める工夫、評価して改善する工夫、スムーズな運営を工夫してください。

研修の形式は、講義形式と受講者参加形式の2つに分類されます。講義形式は大人数が一度に参加できます。グループワークやロールプレイングなどを取り入れた受講者参加型は受講者が主体的に興味を持って参加することができます。事例分析は、事例をグループごとに検討し、その後発表し、意見交換を行います。利用者や家族と職員間のコミュニケーションに関する研修では、ロールプレイングなどを取り入れます。

教材の工夫は、教材もパワーポイントだけではなく、事故に関する新聞記事や安全やコミュニケーションに関する視聴覚教材（ビデオ、ＤＶＤ、ＣＤなど）さらにはｅラーニングなどを活用します。

参加意欲を高める工夫は、自ら望んで研修を受講する人と、何らかの義務から研修を受講する人では研修意欲が異なり、それにより学習効果にも差があると考えられます。内容に関心を持ってもらうためには、事前のアンケートやチェックテストなどの活用のほかに、例えば各チームのリーダーが安全に関する取り組みを発表するようなシンポジウム形式で実施するなども組み込んでください。

評価・改善は、実施後に研修受講者からの評価として研修終了後のアンケートを実施します。アンケートを通して、研修プログラムの改善につなげます。「どのような内容が印象に残ったか」「研修は今後の業務に生かせるか」、「研修の企画や運営のために研修の時間、構成、講師、会場等に関する項目」、「どのようなテーマを希望するか」などから構成するとよいでしょう。

スムーズな運営の工夫は、協力してくれる運営スタッフの確保が大切です。年間の全ての研修プログラムの作成等に関わり、研修を手伝ってくれる主要メンバーを決めます。施設によっては「研修委員会」を設置している場合もあります。

1回の研修ごとに事前の準備や当日の運営に関わるスタッフも指名します。コンピューターに強いスタッフや視聴覚教材や音響などの設備に詳しいスタッフ、広報担当、受付担当のスタッフ、配布資料を準備するスタッフ、写真やビデオ撮影のスタッフなどが必要になります。

プログラムやタイムスケジュールを研修の最初に明示したり、椅子や机の後片付けは受講者全員で実施したり、パソコンやプロジェクターの投影やマイクのテストを事前に行うなども研修をスムーズに運営するために重要なことです。

スタッフのモチベーションを高めるには「ほめ方」が9割

人を育成し、チームの成果に貢献させるためには、スタッフのモチベーションを高めること、「やる気にさせる」ことが大切です。

やる気にさせるために、有効な手段の1つが「ほめる」です。「スタッフを育成しなければいけない」という意識が強すぎるとほめるよりも叱ることが多くなってしまうものです。育成には、叱り、諭すことも必要ですが、それだけでは「やる気」を十分に引き出すことはできません。

ほめ方の基本は大勢の前でほめる、叱り方の基本は当人と相対して叱る、ほめ方と叱り方の経験知です。しかし、さほどでないことを人前でほめると「ほめ殺し」にならないとも限りません。ほめ殺しとは、元々は歌舞伎などで使われてきた用語でした。頭角を現し有望格と見なされた若手を必要以上にほめることで有頂天にさせてしまいかねません。結局のところ本人の才能を駄目にしてしまいます。元々は対象をほめることで、その対象を「だめにしてしまうこと」を指していたのですが、駄目にすることを目的として「ほめる」ことをも意味するようになりました。しかし、些細なことであっても本人の成長に効果的な場合には、本人と相対してほめることも有効なのです。

（1）報・連・相を平常にする環境づくり

コミュニケーションは「報連相」によって成り立っています。報連相を受け入れることができる環境づくりがコミュニケーションの基本なのです。

（2）失敗をむやみに怒らない

失敗は成功の母です。失敗を反省し、改善していくことで成功に近づくという意味です。発明王のエジソンが残した用語です。「安心して失敗できる」までではなくとも「失敗をむやみに叱らない」ことによって、本人が自主性を発揮し、より大きな成果につながります。人の上に立つと人の失敗を指摘しなければならない場面があるものですが、むやみに怒鳴りつけても効果は期待できません。失敗をした際には、どうして失敗をしたのか、何がいけなかったのか、今後どうすれば良いかについて、一緒に考えることです。

（3）自分で抱え込まない

できる管理者にありがちなことですが、何もかも自分でやってしまいがちです。人に任せるより自分でやったほうが早いし確実という考え方があるからです。管理者には我慢が求められます。自分でも出来るようなことはなるべくスタッフに任せることです。

（4）組織管理

人間が個人として達成できないことを他の人々との協同によって達成しようとした時に組織が生まれる。これは、C・バーナードの見識です。

組織が成立するためには条件が少なくとも3つあります。共通の目的、協働の意欲および意思の疎通です。

そして、組織化にも原則があります。組織化の原則は少なくとも6つあります。①理念・使命の共有、②指示・命令の統一化、③権限の明確化、④相互理解、⑤公平な管理、⑥裁量権の尊重です。

また、組織管理には2つの知見が必要です。1つは改善課題を把握することです。2つは経営状況を分析すること、ROE（自己資本利益率に対する当期純利益の比率）を重視することです。

（4）人的管理に対する知見

人的管理には2つの知見が求めらます。

①組織活動の能力

組織活動に求められる能力は、課題の発見、課題の形成および課題の解決です。課題の発見と課題の形には、コミュニケーションスキルおよびチームビルディングスキルが必要です。課題の解決には、課題解決能力が必要です。

②能力開発の基礎となる要素

能力開発の基礎となる要素は3つあります。組織人としての意識醸成、組織人としての基本動作修得および組織のルールの理解です。

人材育成の基本

リスクに対応できる人を育成することは容易なことではありません。しかし、育成の目的は「生命を護るため」ですから手がかりがあるのではないでしょうか。

人材育成の基本は、「教える人」と「教わる人」がマンツーマンで向き合い、「教える人」が「教わる人」に教えつつ、育てていくというものです。

しかし、リスクに対応できる人材育成は基本どおりというわけにはいきません。教える人と教わる人両方とも災害を経験していないということがあるからです。そこで、リスクに関わる育成では「教える」、「教わる」の一方通行的な関係に縛られることなく、「教える人も成長する」、相互成長ともいうべき対応になります。特定の対象について、特定の人が経験している場合には、その特定の人が講師として適任ですが、経験知が乏しいことを育成の対象にする場合には、誰もが教え、誰もが教わるという、成長を支援し合う職場ぐるみの育成となるものです。

リスク対応あるいはリスク予防については、ときには教え、ときには教わり、ときには一緒に学ぶ機会を創出することによって、成長につながる多くの気づきを得ることが期待できますから、育成は、「互いに支援し合い、互いが成長していく」というアプローチになります。

育成の効果としてリスク対応力を育てる職場づくりが可能になります。

リスクに対応する能力を高めるために重要なことは、災害を体験した人の体験知を生かした「経験学習」ですが、職場に災害体験者がいるとはかぎりません。災害を体験した人の体験知をモデルにできない場合には、災害記録を確認しつつ互いの関係性を高めるために影響し合う「対話」による成長プロセスが重要です。

(1) リスクに対処できる人材育成活動

リスクに対応できる人材の育成活動は、

ステップ1　リスクの理解

▼

ステップ2　リスク対処の計画化

▼

ステップ3　計画に基づく実践的措置

の４つのプロセスがあります。

▶ステップ４　実践的措置の定着化

【ステップ１】　リスクの理解

人を育てる前提として、リスクとは何か、なぜリスクになるのか、職場で起こるリスクにはどのようなことがあるか、リスクに対処するために人材育成がなぜ必要なのか。リスクの理解とは、誰が何をするのかを明確にし、共通理解することです。

ところが、教える人も教わる人も、「何がリスクなのか」を理解していないとすると観念的あるいは抽象的な理解に過ぎないことになり、当事者としての意識を醸成することはできません。

そこで、法令、官公庁が交付している通達、新聞等の報道、放送局が制作しているコンテンツ、施設が加入している団体等の指導・教示資料などを素材にして、リスクに関する理解を促進する必要があります。次のような報道が理解促進の手がかりとなります。

・高齢者施設、避難に苦慮／長野、台風19号で浸水…時間、人手足りずに計画を断念した。
・備えと臨機応変の判断／１００人が無事だった施設がある。
・介護施設倒産／戸惑う家族

リスクの理解と共に自施設の取り組みを確認する必要があります。リスクに対してどのように取り組んでいるかを把握したうえで、個々の取り組みが連動して相乗効果を生み出す、そのために取り組み方を変える必要がないかを検証してください。効果を高めるために取り組むべき活動は何かを考えることです。点から線、線から面、面から立体へと広げていくためにリスクおよびリスクになりうる事柄を理解することです。

例えば、①施設の経営理念や行動基準に基づいて、リスクを洗い出します。②リスクの要因を想定します。③施設のめざすリスク管理の姿およびリスク管理ができる人材像を描き、それに対する職場の現状を把握します。④リスクのＭＡＰツールなどを活用して現状をデータで定量的に把握します。⑤利用者、家族そしてスタッフに対するヒアリングによって実態を定性情報という形で収集します。⑥④と⑤からリスクに対する理解を促進します。

【ステップ２】　リスク対処の計画化

リスクに対処するための計画化とは、設計・立案、制度・しくみの構築、研修プログラムの整備などが該当します。リスク対処の計画化にはモデルがあります。例えば次のようなモデルがあります。水防法では、災害時に手助けが必要な人がいる「要配慮者利用施設」に避難計画の作成と訓練実施を義務づけています。東京大学医学部附属病院「pocket 医療安全全マニュアル」（医療評価・研修部編）などのマニュアル、「福祉避難所の確保・運営ガイドライン」（平成28年４月内閣府・防災担当）などのガイドラインがあります。

【ステップ3】　計画に基づく実践的措置

人材育成の視点から育成目標の設定や評価・面談、昇進・昇格・ローテーションなど諸制度の見直しや運用について再検討をします。さらに人材育成体系・教育体系の構築や個々の研修企画・設計、人材育成に有効な情報の収集や共有のしくみづくりなどを行います。

実際の職場における人材育成活動を促進することを目的として行うのが「計画に基づく実践展開措置」です。実践展開措置としては、育成のガイドブックや、育成状況や効果を確認するための計画書・チェックリストといったツールの策定なども含まれます。計画を行動に落とし込むための行動計画を策定する必要もあります。

【ステップ4】　実践的措置の定着化

実践的措置の定着化には、めざすべき方向性を定めたうえで組織の到達状況を描き、それに対する組織・職場の実態を把握します。実践展開を一過性のものとしないために行うのが「定着化」です。例えば、実践記録を登録するデータベースの開設、実践中のミーティングの開催などです。データベースやミーティングによって、うまくいったこと（成功）、検討を要すること（失敗）の情報を共有し、次の一手を打つためのヒントを得ることができます。こうした取り組みが実践的措置の定着化なのです。

実践的措置の定着化は、人材育成活動の支援、新たなリスクの把握、リスクに対処するための職場づくりを行う必要があります。もっとも、全てをまんべんなく実践することは理想ですが現実的には難しいことですから、活動全体から個々の取り組みの整合性や相乗効果を確保することです。

ＰＤＣＡでうまくいく人材育成術

前項４つのプロセス（①リスクの理解、②リスク対処の計画化、③計画に基づく実践的措置、④実践的措置の定着化）には、日々の業務にモデルがあります。「ＰＤＣＡ」モデルです。

（１）ＰＤＣＡ（PDCA cycle、plan-do-check-act cycle）とは

ＰＤＣＡとは「Plan（計画）」、「Do（実行）」、「Check（評価）」、「Action（改善）」の頭文字をとったものです。計画から改善までを１つのサイクルとして行います。

①目標を確実に達成するために重要です

②計画を単に実行しただけでは、問題点が改善されることはありません。

③PDCAで重要なのは、計画を実行した後、成功しても失敗しても必ず評価を行い、改善につなげていくことです。

④目標達成のためのPDCAサイクルを回し続けることによって、目標の不達成を回避できるようになるというメリットもあります。

⑤定期的にサイクルを回すことが重要です。PDCAは1度で終わりではありません。何度も実行し、改善された計画を繰り返し評価することで、精度が高まります。定期的にPDCAサイクルを回すことで、精度の高い計画を練ることができます。

（2）明確にすべき3つのこと

PDCAサイクルには明確にすべき必須なことが、少なくとも3つあります。

①目標の明確化

PDCAを行う前に明確にしておかなければならないことは「目標」です。目標が明確にされていないと、評価する時にどの角度から評価してよいかがあやふやになってしまうからです。

②目標は数値化するか、概念化する

介護事業にとって重要な対象である売上か、純利益かで、数値化を例示します。あるサービスの売上金額が上がり、純利益が下がったとします。PDCAの目標が「売上金額を上げる」ということならＰＤＣＡは成功です。ＰＤＣＡの目標が「純利益を上げる」ということがあった場合には、ＰＤＣＡは失敗です。

目標の定め方によってその計画アクションプランが変わってきます。評価基準や改善方法も全く変わってしまいます。ＰＤＣＡに取り組むときは「何のために行っているのか」という目標をしっかりと設定しておく必要があります。

③期間の明確化

期間を設定することにより実現性を高めることができます。介護事業にとって、「1年後までに現在の売り上げを20％上回る」とする目標設定により、必要な行動を逆算して考えることができます。ゴールを明確にし緊張感を持たせることで、ＰＤＣＡを効果的に活用することができます。

（3）効果的なＰＤＣＡサイクル

効果を生み出す重要なポイントは、ゴールを達成するためのＰＤＣＡになっているかです。日々のルーチン業務をＰＤＣＡに落とし込んでもあまり成果は得られません。目指すべきゴールを明確にしたのちに活動することによって、改善の効果が生まれて目標（ゴール）に近づきます。

以下は、ＰＤＣＡサイクルそれぞれのステップにおけるポイントです。

【Plan：計画】

目標を達成するために、できるだけシンプルで実現性が高いものにします。達成までの期限が決まっているのであれば、タスクや行動などを整理し、スケジュールに落とし込んでいきます。高い目標であるほど、達成するための行動やリソース、スケジュールなどの優先順位が重要となります。

【Do：実行】

計画通りに実行します。重要なことは、評価・分析（Check）できるように活動内容の記録を残すことです。計画通りにいかなかったこと、発生した課題も記録に残しておくことが大切です。

【Check：評価】

計画通りに進んでいるのか、目標がどの程度まで達成できているのかを評価します。計画の段階で設定した指標の出来具合を客観的な数値で判断します。良かった点と悪かった点を客観的に定量数値などで分析し、どうしてそうなったかという要因を振り返ります。因果関係を明確にし、どのようにすれば改善（Action）につながるのかを検証することが重要です。

【Action：改善】

目標達成を行うための施策の精度を高めます。評価の内容を見ながら、良かった点は継続的に行い、悪かった部分はどのように改善するべきかを工夫し選択肢を提言します。選択肢のなかから、最も実現性の高い選択を行い、計画（Plan）につなげていきます。見込みがないものに対しては計画そのものの修正や中止などの検討・判断も必要です。

（4）陥りがちなパターン

ＰＤＣＡサイクルはうまく回っているときもあれば、次のようななかなかうまく回らない時もあります。

①実現困難な計画のために実行不能
②実行したものの、評価を行わない
③評価が曖昧で適切な改善ができない
④改善案を計画につなげることができないためサイクルとして循環しない

（5）ＰＤＣＡサイクルを正しく回すために

正しい評価を行うことが重要なポイントです。評価（Check）が客観的に行われていないと、改善（Action）は上手くいきません。業務に精通している人物が客観的、科学的に評価してこそ、改善（Action）につながります。要は、業務を管理する人材の確保および客観的な評価です。

（6）PDCAは、「評価↓改善↓計画」が肝

評価↓改善↓計画のプロセスには情報一元化が欠かせません。情報一元化によって、「重要度」や「緊急度」を認識することが可能になります。

人材育成がもっとうまくいくPDCAの回し方

PDCAは、「計画によって方向性を決めて、なすべき事柄を確定し」、「なすべき事柄を確実に行動すること」によって成果を上がるという認識が必要です。

つまり、PDCAは、管理業務を円滑に進める手法の一つですが、肝心なことは、「フィードフォワード思考」↓「アクション」（FFA）のプロセスを堅実に行うことです。

「フィードフォワード思考」とは、**「過去や現在よりも未来の目標を志向して」**、**「未来の目標を達成することによって」**、**「想定したとおりの価値、成果を生み出すこと」ができるとする思考法**です。

人は、過去や現状にとらわれてしまいがちです。そうならないために、コミュニケーシ

ョンや観察を通して状況を把握することが育成の手始めです。

次は、**発生した出来事で体験したことを受け止めること**です。そのうえで、未来を志向した行動を促すことです。

育成の要となることは、「フォワーダー（フィードフォワードを行う人）」が「レシーバー（フィードフォワードを受ける人）」に声掛けをすることです。フィードフォワードによって、レシーバーは未来に目を向けて、考え、行動することができるようになります。「フィードフォワード」→「アクション」（ＦＦＡ）プロセスには、目標を設定して、行動につなげることでもありますが、時間軸からすると長期のものと短期のものがあります。

（1）ＦＦＡプロセス（未来志向の目標達成プロセス）

①短期ＦＦＡプロセス

1年後に予防措置を完了するとします。1年後の目標を設定します。1年後に向けて行動することになります。

②長期ＦＦＡプロセス

5年、10年後、長期的な期間で、「目標設定」を行い、行動を円滑に行います。ＰＤＣＡは「最善の未来」を目指したものです。ＰＤＣＡの場合、「ＰＬＡＮ：計画」は、過去の積み上げからの計画になりがちです。積み上げとは過去からの延長線上のことです。

③最善の現状

最善と異なった出来事が発生した場合には、「想定外」となりがちです。現状の延長線を目指している限りにおいては、「現状維持」です。災害を想定外にしてはならないのです。想像性を発揮し、科学的な観点から想定する必要があります。「ＰＬＡＮ：計画」は、たいていの場合は「去年はこれができなかったから、今年はこうしよう」とした計画策定です。「現状の最適化」程度を目指すと予期しない環境に適応できなくなることは明らかです。ＦＦＡプロセスは、現状を超えた未来の予期しない出来事をも想定して対処することを目指すものです。現状では思いもつかない目標を設定する必要があります。

（2）リスクに対処

リスクに対処するために行う育成には、「しなければならない（have to）」の義務や責務ではなく、「自ら進んでやりたい（want to）」の考え方が必須です。「have to 」の能力を求めるのではく、「want to」の能力を開発する必要があります。

「want to」の能力を開発して、リスクに対応するためにスタッフを計画に育成します。リスクに対応するための計画化とは、ＦＦＡプロセスによる育成の計画化のことです。育成の成果を上げるために最も大事なのは、リスクに対処するために行動することです。

未来を志向して、なすべきことを決めて実行します。実行段階では、必要に応じて適宜、行動変容も必要になります。

人が育つ介護現場の環境づくり

人が育つ職場づくりのためにはさまざまな取り組みがあります。取り組みをしていく過程では少なからず課題が発生します。

(1) 効果的に進める

まずは、体系的な育成の仕組みです。人材育成スタッフと職場との関係性です。職場の実態を把握し、育成の仕組みを開発するために、職場(現場)に対して積極的にアプローチすることが大切です。

効果的に進めるための課題としては、人材育成スタッフの専門性を高めることです。そのためには、職場の課題解決と人材育成を結びつける仕組みづくりが必要です。

(2) 実践的措置の定着化

人が育つ職場づくりは、地道な活動を粘り強く継続することによって可能になりますが、決して容易なことではありません。

リスクに対処できるスタッフの人材開発は、能動的、計画的にトレーニングを行い、役割やミッションによって計画的に人物像を創り上げることです。育成の対象は、技術や知識だけではなく、コミュニケーション、言動に及びます。

（3）Learning Management Section

組織の継続的運営のためには災害対策が欠かすことができませんが、災害対策は、通常の業務のようにスタッフに対して「教える」「育てる」では対応しきれません。

しかし、災害に強いスタッフが育たなければ組織の継続的運営にも支障をきたします。災害に強いスタッフづくりは法人の成長・維持のために必要です。災害対策のためには組織ぐるみ、職場ぐるみの学修が必要です。

学修は必修課程を身につけることです。組織ぐるみ、職場ぐるみの課題ですから人材育成担当のチームあるいは専任の担当者が必要です。

人材育成担当のチームあるいは専任の担当者が行う業務は、育成計画策定、計画にともなう施策の実施、施策の評価、フォローアップなどを行いつつ、現場スタッフとの日々の調整など多岐にわたります。こうしたタスクをジョブとして実践するためのチームあるいは選任のスタッフのことを「Learning Management Section（以下、ＬＭＳとします）と名付けます。

ＬＭＳが担当するタスクは主として４つあります。

【タスク1】戦略的人材育成計画をつくる

経営方針、事業計画に合わせて、人材育成の対象者や対象領域を戦略的に構想して計画を策定します。

策定した計画はマスタープランです。マスタープランを施設内で共有します。なぜ、共有化するのかということですが、具体的な施策づくりや効果性などを評価する場合の基になるからです。

【タスク2】育成の目標づくり

人材育成の到達目標を現場スタッフに提示、共有化し、受容させるための目標となる人物像や能力要件等を、確実に現場スタッフに伝えるというものです。

【タスク3】現場の「経験知」を生かす

現場のスタッフが有する経験知、現場スタッフが現場で考案した〝知〟を集積します。成功事例のみならず失敗事例についても情報を吸い上げ、分析します。

【タスク4】成果の評価

タスク2からタスク3のプロセスについて、不具合の有無を評価します。可能な限り、それぞれのタスクについて、KPI（= Key Performance indicator）を設定し、組織ぐるみで共有し、目標との乖離（かいり）の解消や改善を行います。

ＫＰＩは、重要業績評価指標です。組織の目標達成の度合いを定義する計量基準です。

ＫＰＩは、組織の特性や戦略によって異なりますが、組織の目標達成度合いを測ります。

ＫＰＩは、成果を定量化しづらいもの、例えば、経験知の計量基準として適しています。

リスクマネジメントの目標と成果を明確にするために「KPIを上手に活用する」視点とは何か

1．ＫＰＩと何か

ＫＰＩ（Key Performance Indicator）は、**目標に対する成果を測るために欠かせない指標**です。何を目標として、何を成果とするのかが曖昧になりがちなリスクマネジメントなどの分野では必然ともいうべき指標です。スタッフ間で指標を共有することで、チームとしての意思統一が容易になります。

（1）ＫＰＩの設定に必要な項目

ＫＰＩの設定には次の５つのことが必須です。

①明確に…Specific
②計量できるように…Measurable
③現実に対応して…Achievable
④結果または関連性に配慮して…Result-oriented or Relevant
⑤適時に…Time-bound

（2）できる限り数値化する

ＫＰＩは「過程」を確認するための指標ですが、過程を確認するためには具体的な数値を設定する必要があります。具体的な数値が設定し難い場合には、目標をイメージ化するだけではなく、見える化し、より具象化します。そのためには、ＯＫＲ（Objective Key Result）を組み込むことが大切です。

ＯＫＲとは、**目標と主要な成果のこと**です。組織が掲げる目標（ゴール）を達成するため、達成目標（Objectives）と主要な成果（Key Results）をリンクさせ、組織・個人の方向性の統一などを目的とした目標管理方法の一つです。

法人全体の目標（Objective）を設定し、目標となる主要な成果（Key Results）を設定します。ＯＫＲは法人全体の達成のために、部署、個人の行動を決定します。部門ごとの目標と主要な成果をブレークダウンして個人の目標と主要の成果を決定していきます。

2. 目標を実現する

ＫＰＩを指標とする意義は目標を実現するためです。そこで、目標を実現するための仕組みが必要ですが、目標を実現するための仕組みあるいはモデルがあります。それは、Ｄ‐ＯＯＤＡ ＬｏｏＰです。

(1) ＯＯＤＡ ＬｏｏＰとは

ＯＯＤＡは、観察（Observe）し、方向付け（Orient）て、決心（Decide）し、実行（Act）するためのプロセスです。そして、ＯＯＤＡをフィードバックしてＬｏｏＰ化したものをＯＯＤＡ ＬｏｏＰと言います。

(2) Ｄ‐ＯＯＤＡ ＬｏｏＰとは

ＯＯＤＡ ＬｏｏＰを「Ｄ(Design)」を基盤としたものがＤ‐ＯＯＤＡ ＬｏｏＰです。Ｄ‐ＯＯＤＡ ＬｏｏＰは、目標設計段階フェーズにおいて、「問題を正しく設定する」ための「オペレーショナル・デザイン」の手法です。

Ｄ‐ＯＯＤＡ ＬｏｏＰとは、**リスクマネジメントの観点からすると、人命尊重を第一、安全第一で、災害によって死者はおろか怪我人を出さないという理念（ビジョン）を実現するための問題を正しく設定するためのオペレーショナル・デザインの手法**です。組織ぐるみでビジョンを共有することにより、リスクマネジメントに関する判断の拠り所にします。

ビジョンを実行するための強化策としてD‐OODA LooPが有効です。D‐OODA LooPのプロセスのうち、最も重要でかつ最も困難なプロセスは、Orientation（状況判断）です。

（3）PDCAと関連させる

KPI目標を達成するために、施設ぐるみでPDCAを回すことも必要になります。

①KPIを設計し、目標指標の設定する（P）
②目標指標を実現するために施策を実行する（D）
③結果を点検し、評価する（C）
④原因を究明し、次の打ち手を検証する（A）

Plan（計画）、Do（実行）Check（評価）、Act on（改善）のPDCAは、Observe（観察）、Orient（方向付け）、Decide（決心）、Act（実行）のOODAに通じます。

PDCAに「Design（デザイン）」を加えることでも効果が期待できます。何をデザインするのでしょうか。それは「ビジョン」です。

D‐OODA LooPとは、**おおまかな計画を立て**（Design）、**現場で観察**（Observe）し、**情勢判断・方向づけ**（Orient）して、**決心**（Decide）し、**実行する**（Act）というループを回していくものです。

（4）オペレーショナル・デザイン

D‐OODA LooPはオペレーショナル・デザインです。例えば、リスクマネジメントとしては、施設長など管理者が、それぞれの知識・経験を組み合わせて、危機管理のストーリーをつくるプロセスのことです。

リスクマネジメントのオペレーショナル・デザインには、4つのプロセスがあります。

①施設長など経営者がリスクマネジメント全体の指針を提示する。
②管理者やリーダーたちが「対話」によって、相互理解、共有を進める。
③目標、方法、資源、リスクを分析し、検討する。
④目標、方法、資源、リスクを「可視化」する。

4つのプロセスのうち、②と④の過程が重要です。②では「対話」によって、それぞれの経験・知識を共有し、問題の正しい本質、その解決策を探ります。計画を数値ばかりで考えるのではなく、「対話」を重視し、より質の高い意見交換を目指します。

④では、可視化です。目標、方法、資源、リスクは連関していますので、人命を失うことなく、しかも法人が存続するための物語です。オペレーショナル・デザインの価値は、

物語の過程がどのようになっているのかを可視化することです。
D‐OODA LooPのDとはオペレーショナル・デザインです。オペレーショナル・デザインでは、細かい計画や数値結果に依存する計画を重視する必要はありません。災害などの「先の見えないリスクとの戦い」を勝ち抜くために状況変化に対応できる仕組みです。

災害に対応するためのKPIづくり

災害防止に関する育成目標を設定することは難儀なことですし、特に災害防止に関わるKPIを特定することは容易なことではありません。そこで、まずは、身近な事柄をKPIづくりの手掛かりにするとよいでしょう。

（1）KPI…**【身を守る対策】**
①什器・備品の配置
・通路、ドア、窓の前に什器・備品を置かない
・居室には背の高い什器・備品を置かない
②什器・備品・電化製品の転倒防止

・L字型固定金具、突っ張り棒などを利用して転倒防止措置をする
・什器・備品、家電製品と床面に耐震マットを敷く
③飛散防止対策
・窓や食器などが割れるとガラスが飛散するので飛散防止フィルムを貼る
・食器棚には扉をロックする耐震ラッチを取り付ける
④押入・物入の収納物
・高いところには重い物を入れない
・天袋に重量物を置かない
⑤照明器具の落下防止
・釣り糸で複数方向から引っ張っておく
・器具にゆるみがないか定期的に点検する
⑥消火器
・定所に置く
・定期点検により期限切れをなくす
⑦ローリングストック
・食品を多めに買い置きしておき、賞味期限を考えて古いものから消費し、消費した分を買い足します。常に一定量の食品が家庭で備蓄されている状態を保つためです。
⑧パッククッキング

・食材を入れたポリ袋を鍋で湯せんして加熱するだけでできる調理法のことです。
・ガス・水道・電気などのインフラが使えなくなっても、簡単に食事を作って食べることができます。

（2）KPI…**【災害備蓄品の配置】**

①食品

・高カロリー、栄養バランスがよく、消化にいいもの
・かさばらず美味しいもの
カップ麺、乾パン、缶詰、レトルト食品、チョコレート、バランス栄養食品

②飲料水

・1日1人3リットルを目安に備蓄する

③生活用水

・バスタブの水を洗濯、掃除、散水などに利用する（トイレは断水時に排水できない場合があります）

④生活用品

・復旧までに凌げるもの
・最低限、必要なもの
カセットコンロ（ボンベ）、ライター・マッチ、簡易トイレ、トイレットペーパー、ラジオ、

乾電池、懐中電灯、携帯用電話充電器、軍手、筆記具、ポリプロピレンタンク、ゴミ袋

⑤衛生用品

・多目的に使用できる

・怪我の手当

救急用薬剤　歯磨き用具　生理用品　ウエットティッシュ　除菌ジェル　マスク

⑥利便品

・あると便利なもの

・工夫次第で多目的に使用できるもの

ガムテープ　万能ナイフ　使い捨てカイロ　クーラーバッグ　アルミホイル　ラップ

ポリ袋　ダンボール

⑦3日分の備蓄量の目安

・食品…1人当たり1日3食、計9食

・毛布…1人当たり1枚

・その他の品目…物資ごとに必要量を算定

⑧備蓄品（例示）

・水…ペットボトル入り飲料水

・主食…アルファ米、クラッカー、乾パン、カップ麺

・物資…毛布やそれに類する保温シート、簡易トイレ、衛生用品（トイレットペーパー等）、

敷物（ビニールシート等）、携帯ラジオ、懐中電灯、乾電池、救急医療薬品類
・ライフラインが断たれた場合…ペットボトルの飲料水、カセットコンロとカセットボンベ

（3）ＫＰＩ…**【外出時の装着品】**
①動きやすい服装、底の厚い靴などを装着する
・懐中電灯携帯
・軍手使用
・ヘルメット装着
・マスク着用

（4）ＫＰＩ…**【感染対策】**
①新型コロナウイルス基本対策
・手洗い励行
受付等に消毒用のアルコールを設置
事業所間等移動時のアルコール消毒実施
手洗い率先リーダーの指名
・マスク着用

通勤時、外出時のマスク着用必須
出張時のマスク着用
・携帯用感染防止具の携行
携帯用感染防止具（クレベリン等）携行
・マイハンカチ3枚携行
トイレ時のエアータオルの使用禁止
トイレ時の手洗い用に1枚、食事前の手洗い用に1枚、予備に1枚
・会議方式の変更
集合会議方式の延期または変更
デジタル会議やテレビ会議の励行
・研修の中止
研修の中止
法令研修以外の研修参加禁止
・施設内ネットワークによる対策配信
対策案作成、配信
・相談窓口ネットワークの設置
相談ネットワークの解説
相談ネットワークの運営

・手洗いリーダー&検温リーダーの指名

職場ごとに指名

正しい検温方法の指導

・検診

定期的検診の実施

・加えて、対策すること

体温の日々検温の実施

職場ごとに体温計の常備

自宅&事業所における検温

②2020年2月17日発表厚労省コロナウイルス対策指導に関連した措置

【厚労省コロナウイルス対策指導関連措置】

(5) KPIづくりの参考

①防災の知識に関する事柄

・防災・減災の基本の「き」をおさえましょう

・防災ハンドブック(東京都編)

・コツコツ防災・ついで防災をはじめよう!

・被災時の緊急実践知恵袋

・日本透析医会　災害時の透析
・ＮＨＫ　防災グッズリストダウンロード（ＰＤＦ）
・防災グッズと室内の備え、これだけはやっておこう！
・防災グッズ・防災用品（東京海上日動）
・あなたのまちの避難所について（ＰＤＦ）（内閣府防災情報のページＨＰより）
・避難場所運営マニュアル（札幌市ＨＰより）

②避難所における医療に関する事柄
・避難所におけるアレルギー疾患を有する被災者への対応について（厚労省ＨＰより）
・医療に携わる方へ／災害派遣医療スタッフ向けアレルギー児対応マニュアル（ＰＤＦ）
・被災者の方へ／災害時のこどものアレルギー疾患対応パンフレット（ＰＤＦ）
・避難所における食物アレルギー対応について（ＰＤＦ）（東京・調布市ＨＰより）
・避難所における嚥下障害のある方への対応について（ＰＤＦ）（東京・調布市ＨＰ）
・避難所における健康管理（ＰＤＦ）（参考：（社）日本防火危機管理促進協会ＨＰ）

③大雨警報（土砂災害）の危険度分布（土砂災害警戒判定メッシュ情報）に関する事柄
大雨警報（土砂災害）の危険度分布は、大雨による土砂災害発生の危険度の高まりを、地図上で5段階に色分けして示す情報です。

災害時にリーダーシップを発揮するポイント

ビジョナリー・リーダーシップ論（Visionary Leadership Theory）は、1992年にバート・ナナスの提唱した理論です。ビジョンの創造と実現が、リーダーの最も重要な行動要件であるとするものです。状況に対応する行動パターンに注目する従来の理論に、**状況認識に基づいて将来計画を設計することの重要性を強調し、付加しています。**

災害時（有事）には強力なリーダーシップが必要です。有事の状況下では、迅速かつ的確な意思決定が必要になります。調整、調整の繰り返しでは平時となんら変わらない対応になります。判断が遅れることにより、命が失われかねません。強力なリーダーシップが求められる状況です。現状を把握し、アクションプランの選択肢を吟味し、迅速な意思決定をします。リーダーはメンバーに示し、納得を得ます。

ビジョナリー・リーダーシップの行動には次のことが求められます。

【ポイント1】**ビジョンを示す**こと

ビジョンを示し、①できる業務と任せられる業務を一致させる、②施設内で良好な人間関係を築く、この2つを最適化します。

【ポイント2】**方向性を示す**こと

ビジョンは一体感や結束力を生むために必要です。ビジョンを示し、施設内に一体感や結束力をつくります。一丸となって活動します

【ポイント3】ビジョンによって行動する

「こうなりたい」「こうしたい」というビジョンを有することでリーダー自身が強くなります。ビジョンを持った人は強いものです。リーダーはビジョンを掲げ、スタッフをビジョンの実現に向けて動機づけます。

【ポイント4】ビジョンを原動力とする

ビジョンは、普遍的な能力としての情報収集能力、時間管理能力、メンタル管理能力などを開発します。

【ポイント5】動機づける

ビジョナリー・リーダーシップにおいて最も肝心なことはモチベーションマネジメントです。スタッフに対する動機づけです。リーダーの役割は、チームが最大の成果を得るために、スタッフのモチベーションを引き上げ、やる気のある組織をつくることです。

【ポイント6】育成行動はビジョンの基である

「どこに向かって」というものがなければ、リードすることはできません。リーダーの必要十分条件として、ビジョンを示すことが求められます。「どこに向かって」は、社会から見て価値のあるもの、共感が得られるものです。

【ポイント7】リーダーに必要な能力

ビジョナリー・リーダーシップを発揮するためには、必要となる知見および能力があります。例示すると次のようなことです。

◎ブレーン・ストーミング

多様なアイディアの創出を促すためです。

◎プロセス・コンサルテーション

業務プロセス上発生する問題を分析し解決するスキル

◎変革への抵抗緩和能力

スタッフが変革を妨げようとして行う活動を緩和するものです。

◎ポジティブ・フィードバック

スタッフの意欲や能力が良い方向へ増幅するようにフィードバックするためです。

◎マインドセット

経験、教育、先入観などから形成される思考様式、心理状態、暗黙の了解事項、思い込みを修正します。

◎マネジメント・パイプライン

マネジメント階層別の、職務責任分業体制をつくり出すためです。

◎メンタル・ヘルス

心が健康であると、身体・知性・情緒などが良く調和して、環境に適応できるようになります。

◎メンタル・モデル

物事の見方や行動に大きく影響を与える固定観念、暗黙の前提です。

◎モチベーション

目標に向けて行動を喚起する心理的エネルギー、行動を促す動機、やる気を醸成するものです。

◎モデリング

手本となるモデルの行動に注目し、行動イメージとして記憶・保持し、そのイメージを行動に向かわせるものです。

◎ロールモデル

具体的な行動技術や行動事例を模倣・学習する対象となる人材のことですが、リーダー自らがロールモデルになることです。

第5章

災害に関する法律の知識

災害に関する法律

災害を法律で定義する場合がありますが、対象や規模は一律ではありません。

日本の災害対策基本法では、災害を「暴風、竜巻、豪雨、豪雪、洪水、崖崩れ、土石流、高潮、地震、津波、噴火、地滑りその他の異常な自然現象又は大規模な火事若しくは爆発その他その及ぼす被害の程度においてこれらに類する政令で定める原因により生ずる被害」と定義しています（第2条第1項）。政令で定める原因としては「放射性物質の大量の放出、多数の者の遭難を伴う船舶の沈没その他の大規模な事故」が定められています（同法施行令第1条）。

災害対策基本法上の災害には自然災害以外の原因による災害も含まれています。また、公共土木施設災害復旧事業費国庫負担法は自然災害のみを対象としていますが、公立学校施設災害復旧費国庫負担法は火災などの人為的災害も対象にしています。

災害対策基本法における災害には定量的な基準があるわけではありません。国民の生命、身体、財産に相当程度の被害を生じるような場合を想定しています。災害救助法では、対象とする災害について市区町村の人口に応じ滅失した住家の数によって基準が設けられています。

災害に対する規範の1つは法律です。規範とは、人に一定の行為を命令し、禁止するものです。行為規範という言い方があります。社会生活を営むうえで一定の行為を命じ、禁止するものです。法律による規範を法規範といいます。法規は、広い意味では法規範、具体的には法律そのものです。

（1）成文法と不文法

法規範は2つに大別できます。1つは成文法です。憲法、法律、政省令、条例、条約など文章形式になっている法規範です。2つは不文法です。判例（法）、慣習法、条理などのように文章形式になっていない法規範です。憲法、法律その他法令は、全て成文法です。日本の成文法は、総務省行政管理局がＷｅｂ上で提供しています。（法令データ提供システム：http://law.e-gov.go.jp/cgi-bin/idxsearch.cgi）

（2）社会的規範と法

人が共同生活を営むためには、共同生活を営む個々人が秩序だった行動をとるための社会規範が求められます。社会的規範は、枠組みの1つが規律性と強制力を有する法規範ですが、法規範のほかに、道徳・倫理、習慣・風俗、宗教などがあります。

（3）法令、法律

法規範は、法令、法規、法律に区分することができます。

①法令

法令は、国会で制定される「法律」と国の行政機関で制定される「命令」を合わせたものです。命令には、法律の委任を受けて内閣が制定する政令と府・省・庁などの行政機関が制定する「府令・省令・庁令」があります。規則は、国の機関や地方公共団体などが定めています。法令の体系を概念化すると次のとおりです。

【法令体系の概念】

〈上位概念〉

◎憲法……国の最高法規

◎法律……国会で憲法に違反しない範囲で制定され、改廃される

◎府・省・庁令……内閣が法律から委任を受けた範囲で制定する命令

〈下位概念〉

◎府・省・庁令／規則・条例、処分等……法律・政令の範囲内で、各府省庁や裁判所、地方公共団体等が制定する命令

（4）法令の上下関係

法令は、影響を及ぼす強度からみて上下関係があります。憲法は法律に優先し、法律は政令に優先します。上位概念の法令がその下位概念の法令よりも優先適用されるという意

味です。下位概念の法令は、上位概念の法令の規定の範囲内で具体的事項を定めることができます。

法令の適用順位は、最上位概念の法令から順次、下位概念の法令が適用されるという原則があり、次のとおりです。

憲法▼法律▼政令▼府令・省令・庁令▼規則・条例等

（5）主な災害対策関係法律類型

災害対策基本法は、国土、国民の生命・身体・財産を災害から保護することを目的として昭和36年に制定されました。きっかけは、昭和34年に発生した伊勢湾台風です。この台風では犠牲者５０９８人、負傷者３万８９２１人という被害をもたらしました。

災害対策基本法が制定される以前にも、国庫から地方の災害復旧事業費が負担できるようにする法律がありましたが、措置内容に不公平さが生じたり、制定に時間がかかったりという問題がありました。

そこで、災害対策基本法が制定されましたが、東日本大震災の広域災害は想定をはるかに超えるものとなり、大幅な改正が実施されました。

①災害対策基本法の規定

災害対策基本法の条文には国、都道府県、市区町村、そして住民等の責務が記載されています。特定の職業や商業活動だけが対象というわけでなく、適用対象が広いという特徴のある法律です。

・防災に関する組織、責務の明確化
・防災計画
・防災対策の推進
・財政金融措置
・災害緊急事態

②災害対策基本法に基づいた対策の例

各自治体で避難所や避難場所を指定する際に策定される地域防災計画も災害対策基本法が基準となっています。指定緊急避難場所とは、津波・洪水など危険な状況の際に住民などが緊急的に避難できる場所です。住民などの安全を確保することが目的になっています。指定避難所は災害により避難した住民などに対して危険性がなくなるまで、必要な期間を滞在させること、もしくは災害で自宅に戻れない住民などを一時的に滞在させることが目的です。

東京を例に挙げると、震災発生時には第一次交通規制と第二次交通規制が実施されます。第一次交通規制は道路交通法に基づいて実施され、人命の救助・救出、そして迅速な消火活動のための規制です。次に第二次交通規制が実施されますが、こちらは復旧作業を円滑に行うためのものです。

③国民保護法との違い

災害対策基本法は国土、国民の命や財産を守るための法律です。実際に被災した場合には地域社会の取り組みや個人の努力では対応できないことが多いために、日頃から防災に努める必要があります。国民の命や身体・財産を守る法律には国民保護法などもありますが、その対象となるものは他国からの武力攻撃・侵略などです。

④災害対策基本法は対象が災害

災害対策基本法は、国民の生命や財産を守るための法律です。防災に関して国や地方公共団体、その他の公共機関で必要な体制を確立し、責任の所在を明確にしながら防災計画の作成・予防・応急対策・復旧・財政金融措置など、必要になる災害対策の基本を定めています。近年、地震などの災害が多発しており、東日本大震災の経験から平成25年に改正されています。

（6）地震・津波に関する法律

【大規模地震対策特別措置法】

（目的）

第一条　この法律は、大規模な地震による災害から国民の生命、身体及び財産を保護するため、地震防災対策強化地域の指定、地震観測体制の整備その他地震防災体制の整備に関する事項及び地震防災応急対策その他地震防災に関する事項について特別の措置を定

応急

- 災害救助法
- 消防法
- 警察法
- 自衛隊法

水防法

復旧・復興

＜全般的な救済援助措置＞
- 激甚災害法

＜被災者への救済援助措置＞
- 中小企業信用保険法
- 天災融資法
- 災害弔慰金の支給等に関する法律
- 雇用保険法
- 被災者生活再建支援法
- 株式会社日本政策金融公庫法

＜災害廃棄物の処理＞
- 廃棄物の処理及び清掃に関する法律

＜災害復旧事業＞
- 農林水産業施設災害復旧事業費国庫補助の暫定措置に関する法律
- 公共土木施設災害復旧事業費国庫負担法
- 公立学校施設災害復旧費国庫負担法
- 被災市街地復興特別措置法
- 被災区分所有建物の再建等に関する特別措置法

＜保険共済制度＞
- 地震保険に関する法律
- 農業災害補償法
- 森林保険法

＜災害税制関係＞

災害被害者に対する租税の減免、徴収猶予等に関する法律

＜その他＞
- 特定非常災害法
- 防災のための集団移転促進事業に係る国の財政上の特別措置等に関する法律
- 借地借家特別措置法

大規模災害からの復興に関する法律

主な災害対策関係法律の類型別整理表

災害対策基本法

類型	予防
地震 津波	大規模地震対策特別措置法 大規模地震対策特別措置法 ・地震財特法 ・地震防災対策特別措置法 ・南海トラフ地震に係る地震防災対策の推進に関する特別措置法 ・首都直下地震対策特別措置法 ・日本海溝・千島海溝周辺海溝型地震に係る地震防災対策の推進に関する特別措置法 ・建築物の耐震改修の促進に関する法律 ・密集市街地における防災街区の整備の促進に関する法律 ・津波防災地域づくりに関する法律
火山	活動火山対策特別措置法
風水害	河川法
地滑り 崖崩れ 土石流	・砂防法 ・森林法 ・地すべり等防止法 ・急傾斜地の崩壊による災害の防止に関する法律 ・土砂災害警戒区域等における土砂災害防止対策の推進に関する法律
豪雪	豪雪地帯対策特別措置法 積雪寒冷特別地域における道路交通の確保に関する特別措置法
原子力	原子力災害対策特別措置法

●出典：「災害法体系について」より（内閣府政策統括官（防災）付、参事官（総括担当）付）

めることにより、地震防災対策の強化を図り、もつて社会の秩序の維持と公共の福祉の確保に資することを目的とする。

【津波対策の推進に関する法律】

（目的）

第一条　この法律は、津波による被害から国民の生命、身体及び財産を保護するため、津波対策を推進するに当たっての基本的認識を明らかにするとともに、津波の観測体制の強化及び調査研究の推進、津波に関する防災上必要な教育及び訓練の実施、津波対策のために必要な施設の整備その他の津波対策を推進するために必要な事項を定めることにより、津波対策を総合的かつ効果的に推進し、もって社会の秩序の維持と公共の福祉の確保に資することを目的とする。

（7）災害関連法

①地震財特法

②地震防災対策特別措置法

③建築物の耐震改修の促進に関する法律

④密集市街地における防災街区の整備の促進に関する法律

⑤東南海・南海地震に係る地震防災対策の推進に関する特別措置法

⑥日本海溝・千島海溝周辺海溝型地震に係る地震防災対策の推進に関する特別措置法
⑦活動火山対策特別措置法
⑧河川法
⑨特定都市河川浸水被害対策法
⑩砂防法
⑪森林法
⑫特殊土壌地帯災害防除及び振興臨時措置法
⑬地すべり等防止法
⑭急傾斜地の崩壊による災害の防止に関する法律
⑮土砂災害警戒区域等における土砂災害防止対策の推進に関する法律
⑯豪雪地帯対策特別措置法
⑰原子力災害対策特別措置法

内部通報制度が作られた理由と形骸化した場合のリスクについて

制度が期待していることは介護事業の自浄作用です。

↓法令違反等の早期発見と未然防止を主な目的とした内部通報制度
↓公益通報者の保護
↓組織としての制度、制度設計、運用

【内部通報制度の概要】

（1）内部通報制度とは

①法令違反等の早期発見と未然防止を主な目的として設置します。
②組織内外から申告を受付け、調査・対応するために施設内部に整備される制度です。
③法令違反、規程違反、セクハラなどの個別の問題を処理します。
④企業風土、内部統制の改善を行います。

（2）内部通報制度の形骸化がリスクを招く

内部通報制度を構築していない場合、構築していても形骸化してしまっている場合、リスクにさらされる可能性があります。

①通報の内容が社内外に漏れてしまう。
②職場のパワハラ、セクハラ行為が助長されます。
③不正行為の発見が遅れます。

（3）通報者の保護

内部通報に関連する法律としては、公益通報者保護法（２００６年４月１日施行）がありますが、公益通報を行った通報者の保護が明確に定められています。

公益通報に該当しない場合でも、通報者保護を行うことで、有用な通報が期待できます。

①内部通報を行ったことによって、不当な取扱を受けない旨を明確に定める。

②内部通報の受付者、調査実施者に厳正な秘密保持を課す。

③内部通報の受付手段や各種記録類の取扱い、保管方法等について、機密保持を考慮した設備・運用方法の整備を行う。

（４）内部通報制度の組織制度

内部通報制度を有効に機能させるためには、次のようなことに留意する必要があります。

①所管部門には少なくとも２名以上の複数の担当者を設置します。

②通報受信者による隠蔽を防ぎます。

③担当者自身が告発される対象である場合に通報できない事態を防止します。

（５）所管部門

①役割……内部通報受付窓口、調査実務を行います。

②部署……法務、コンプライアンス、人事労務、監査などの部門が担当します。

③委託……内部通報受付窓口のみ外部事業者に委託を行う場合もあります。全員が顔を知

っている小規模の職場、通報件数が多数に上る場合は外部に委託するメリットがあります。

（6）委員会設置

①対象……所管部門を監督します。

②役割……どのような調査を実施するか、その結果を通報者へどのように伝えるかを検討する等の内部通報受付窓口で受付けた案件の処理・調査状況の監視を行います。

③効果……内部通報受付窓口と別の組織体で対応することで、担当者への業務の集中と隠蔽を防ぐことができます。対応未了案件の長期間放置を防止することにも役立ちます。

（7）内部通報制度の制度設計

①対応する範囲を拡大すると事務処理の負担とコストが増大しますが、広範な事案を収集することができます。

②リスクが顕在化する前に対処できる可能性が高くなります。

（8）受け付ける内容

①通報事案

②相談事案

③提案事案

（9）通報対象者
①職員（正職員、パート職員、アルバイト）
②派遣職員、委託先の職員
③取引先の職員
④職員の家族
⑤退職者
⑥利用者・家族など

（10）内部通報受付窓口
①施設担当部署とします。
②施設（通報受付専門会社、法律事務所）を併設します。

（11）受付時の匿名性
①開示（記名、顕名）
②匿名

（12）匿名性の確保

①施設の窓口担当者以外は匿名取扱いにします。
②委員会等においても匿名取扱いにします。

（13）受付手段
①電話（就業時間内・外）
②郵送・電子メール・ＦＡＸ
③面談

内部通報制度がうまく機能するしくみづくり

（1）受付内容の仕分
①内部通報受付窓口の担当者は受付けた内容を仕分区分に基づいて分類します。
②分類結果に応じて調査実施の必要性、通報者への継続的フォロー、他部署への連絡及び委員会の開催等の対応方針等を検討します。

（2）通報内容の分類
①通報、相談、提案、それ以外かを分類します。

②法律違反か、施設内規程違反か、人倫（倫理）抵触かを分類します。
③具体的な事実が特定されているか、漠然とした内容かを分類します。

（3）匿名性の確保

①匿名か匿名でないかを確認します。
②匿名の場合の通報者への連絡方法をどうするか決めます。

（4）通報内容の評価

①緊急か否かを評価します。
②重要性（リスク）の高さを評価します。
③信憑性はあるのかを評価します。
④調査が必要かどうかを決めます。
⑤委員会開催が必要かどうかを決めます。

（5）調査

①通報内容を評価し、緊急度、信憑性及び重要性から調査の要否を判断します。
②調査が必要な場合、時期、手法及び範囲を選定します。
③調査にあたっては、関係者・部署間において情報管理と秘密保持を徹底します。

④必要に応じて社外の専門家（監査法人、弁護士等）による調査を検討します。

（6）調査の手法

①該当部門への調査と同時に、関係のない部門に対してダミー調査を行います。
②調査対象より広い範囲で調査します。
③定例の内部監査の一環として調査します。

（7）是正措置及び再発防止策の実施

①調査の結果、法令違反等が明らかになった場合……速やかに是正措置及び再発防止策を講じます。
②措置や防止策の必要がある場合……関係者の処分や関係行政機関への報告等を行います。

（8）報告

①内部通報受付けから調査の実施に関する報告を行います。
②是正措置及び再発防止策を報告します。
↓通報者、委員会及び取締役会等の経営層への報告⇓必要に応じて組織内外へ案件の通知等を行います。

（9）内部通報制度の運用のポイント

【導入時】

①内部通報制度の趣旨を説明します。

②内部通報制度の認知度向上活動（ポスター掲示、携行カード配布、施設イントラネットで周知）を行います。

【導入後】

①通報に対して誠実に対応します。

②法令違反のみではなく、業務改善についても受け付けます。

③記名、顕名のみではなく匿名も受け付けます。外部事業者の窓口を活用します。

④定期的な趣旨説明を行います。

⑤通報件数を社内で公表します。

⑥公開できる事案については事例を公表（組織風土の改善など）します。

（10）グループにおける内部通報制度

①各施設それぞれで内部通報制度を整備します。

②運用状況についてグループ間で情報共有を図り、通報受付窓口のみをグループで共通化します。調査・対応は各施設で実施し、通報受付から調査・対処体制までグループで共通

化します。

◎形態1

・通報受付……各施設

・調査対応……各施設

◎形態2

・通報受付……本部

・調査対応……各施設

◎形態3

・通報受付……本部

・調査対応……本部

第6章

災害に対する「問題意識」を持った人材を育てるポイント

危機管理ができるスタッフを育てるキーワードは「問題意識」にある

何よりも重要なことは、スタッフ一人ひとりに介護職である前に社会人であるという自覚を持ってもらうことです。例えば、感染症対策ですが、普段の生活でも感染しないように十分に睡眠をとり、手洗い、うがいを生活習慣とすることです。

そのうえで、災害対応ができるスタッフを育成することが基本です。まずは、災害に対する問題意識を育てることです。

1．問題意識とは

このままではいけないとか何とかしたいという意識があることです。それでは、意識とは何かですが、自分の今ある状態や周囲の状況などを認識できている状態のことです。ただし、意識という用語は様々な形で用いられていますから多様な意味があります。「リスクに注意を払っているね」、「リスクに気づいている」、「リスクの取り組みに努力しているね」といった場合に、災害に対する問題意識が高いということです。遵法意識、コスト意識、プロ意識、意識調査、意識改革など様々な意識があります。

リスクの問題について、よく勉強し、改善のために行動や対策を行っているとしたら、リスクに関する問題意識が高いとなります。

リスクに対する問題意識とは、リスクに気づいている、または知っている、といった意味です（awareness）。

2．リスクテーキング

リスクに対処するスタッフを育成するための手始めは、リスクを意識しているか、リスクを意識していないかを確認することです。つまりは、リスクテーキングです。

リスクテーキングは意思決定の一つですが、リスクマネジメントを理解する必要があります。自施設のため、自己のためでもありますが、利用者や家族に対する責務としても重要です。

3．リスクテーキング行動

リスクを認識してそのリスクをとることを、リスクテーキング行動といいます。

①最初にリスクの存在に気づく（リスク知覚）
②次にそのリスクの大きさ（被害を受ける可能性と被害の大きさ）を見積もる（リスク評価）
③そのリスクをとるか避けるかを決める（意思決定）

の3段階全てに、状況、年齢、性別、経験、性格などの要因が影響を及ぼします。

リスクの存在に気づかなければリスクを避けようとはしません。リスク知覚には知識と経験も大きな役割を果たします。リスクの存在に気づいた後にリスクの大きさを評価するプロセスが続きます。

リスクの大きさは、被害が起こる確率と被害の程度の積と定義されることもありますが、主観的なリスクの大きさは客観的な値に一致しないこともあります。

未知なるリスクや恐怖をともなうリスクは高めに評価されやすく、その反対に、慣れや成功体験によってリスクが低めに評価されることもあります。ここでも知識と経験が影響します。さらに、若者は中高年よりもリスクを低く見積もる傾向があります。

そして、リスクを評価したうえで、リスクをとるか避けるかを判断します。リスクが大きいと評価すると避け、小さいと判断すれば避けないという具合になります。リスクを犯して得られる成果・報酬の魅力が大きければ多少のリスクはとるでしょうし、成果・報酬がリスクに見合わないと思えばたとえ小さなリスクでも避けるものです。

リスクを避けなくても自分の技術・能力をもってすれば目標を達成できる、事故を避けられるという自信がある場合はリスクをとりに行きます。リスクをとるか避けるかの判断に影響する因子には、本人の価値観、周囲の人の見解、文化に対する評価などがあります。

4. 問題を意識させるために

リスクテーキング行動の前提は問題の存在です。ところが問題とは個人的なことです。ある状態を問題と認識するスタッフもいますし、問題と感じないスタッフもいます。そもそも組織として共通の問題がもともとあるわけでありません。

私的な問題を組織の共通の問題にするためには、「共通の問題にする」プロセスあるいは学修が必要です。

（1）問題と目標

問題の定義として、「あるべき姿と現状の乖離」とすることがあります。あるべき姿を「目標」とすると、目標の中身が問われますが、それは、スタッフの負荷にも関わっています。

目標の中身には、

①達成すべき目標
②維持すべき水準
③保持すべき状態
④守るべき基準

があります。

（2）目標と心理

どういう立場で、状況とどのように向き合うかによっても目標の捉え方が異なります。立場の違いや目標の捉え方によって、例えば、次のような心理が働きます。

①したい（欲求）
②しなくてはいけない（使命）
③する必要がある（役割）
④すべきだ（義務）
⑤したほうがよい（望み）

（3）問題を共有させるために

問題を共有させるためには以下のことが欠かせません。

①知識があること（知見）
②経験していること（経験知）
③目標が何かを知っていること（問題に対する心理／問題意識）
④自分の問題であると感じていること（関わりの自覚）
⑤何とかしなければならないと受け止めていること（役割意識）

5つのうち、未体験者の場合に厄介なことがあります。それは、②経験していることです。厄介ですが、資料などによってある程度は疑似体験させることができるでしょう。

（4）知識と問題

問題を共有するためには知識があることが必須ですが、知識があるとかないとかいったことはどのようなことでしょうか。

知識と問題の関連からすると、次のようなことは問題には含まれません。

①知らないから解けない

②少し努力すれば解ける

③知識を応用すると解ける

④少し知恵を働かせることで解ける

こうしたことは知識や経験の範疇です。

そもそも、知識には所有型知識と遂行型知識があります。所有型知識は、「知っている」だけのことです。所有はしていても活用しない知識です。遂行型知識は、「することを知っている」のであり、することを知っているからこそ、生きた知識となります。

5．問題の分析

問題意識を持った人材を育てる次なるポイントは、問題を分析できる能力を習得させることです。そのためには、災害や事故について、多角的に分析し問題点を明らかにして対策を明らかにさせます。

(1) 事例分析

事例分析は、まずは災害や事故がなぜ起こったのかを多角的に分析し要因を抽出します。そして、どのようにしたら事故を防止できたのかの対策を導き出し、事故防止対策を実施するために行います。

①定められた手順、ヒヤリハットや事故収集に関する施設内の報告規定等により事例を収集、分析します。
②施設における問題点を把握して、組織としての改善策を企画立案します。
③実施状況を評価し、施設ぐるみで情報を共有します。
④重大な事故の発生時には、速やかに管理者へ報告します
⑤改善策には、背景要因および根本原因を分析して検討された効果的な再発防止策を含めます。
⑥重大な事故が発生した場合だけでなく、インシデント報告であっても分析し問題点を把握し、再発予防につなげます。

(2) 事例分析の種類

事例分析は全体の傾向を知るための定量分析と個別事例の問題点を明確にする定性分析の2つに分けられます。

①定量分析

インシデント報告などから得た量的データに基づく分析を定量分析と言います。職種・発生月・発生時間・経験年数・行為別などの視点で分析して全体の傾向を把握します。一定期間ごと、内容別などから報告数を集計し、推移や比率を確認することで、アクシデントやインシデントの発生状況や増減の傾向を把握します。

どの時間帯に多く発生するのか、どのような利用者に多く発生するのか、発生場所はどこなのかなどを把握することが、対策立案の基礎になります。

定量分析を継続的に実施することで、対策実施前後での発生数の変化などがわかりますから評価の一つの指標になります。

②定性分析

個別の事例を質的に検討し、問題点を明確にすることを定性分析といいます。

アクシデントやインシデント発生後に、問題や事故の要因（潜在的エラーや背景など）を追究するために実施します。

（3）事例分析のプロセス

事例分析のプロセスは、「情報収集」→「情報の整理」→「問題事象の特定」→「背景要因の追求」→「改善課題の特定」→「対策の立案・実施・評価」です。

①イベントレビュー・アプローチ

事例分析のプロセスにおいて、「情報収集」→「情報の整理」を確実に実施することによって問題点を特定し、背景要因を追及することができます。「情報収集」→「情報の整理」を確実に実施する方法にイベントレビュー・アプローチがあります。

②根本要因分析（RCA：Root Cause Analysis）

「問題事象の特定」→「背景要因の追求」→「改善課題の特定」→「対策の立案・実施・評価」を行うための分析手法として、なぜなぜ分析・SHEL（L）分析・4M4E分析・RCA（VA版）分析・Medical-SAFERなどがあります。分析手法を総称して根本要因分析（RCA：Root Cause Analysis）と呼ぶこともあります。

イベントレビュー・アプローチには、根本要因を明確にするために、「情報収集」をはじめとして「情報の整理」が十分にできていることが必要です。

つまり、「ヒトとの関係」「モノとの関係」「システムとの関係」を時系列に振り返って、情報を収集・整理する手法です。イベントレビュー・アプローチの特徴は、関係者の行動だけでなく環境的な要因ももれなく拾い出しやすいことと、アクシデントやインシデントに関連する事項が時間的・空間的な視野を持って把握できることが特徴です。

③インタビュー

当事者、事故が発生した当該部署の人、事故に関係した全ての人々、事故に関係した器具、機材の管理者などを対象に行います。事故を起こしたことを責めるのではなく、再発防止を目的として事実確認を行います。どのような心理状況だったかなども確認します。

④現場での確認

現場に出向き作業空間、物の配置、実際に使用された器具・機材の状況などを確認します。横に時間軸、縦に当事者も含めて関わった人やモノを全て記載した表を作成し、起こった出来事について時系列に沿って、それぞれの場面で関わった人やモノの欄に得られた情報を記載していきます。

災害時のリスクコミュニケーションの進め方

リスクコミュニケーション（Risk Communication）とは、リスクに対する合意形成のことです。

社会を取り巻くリスクに関する正確な情報を、行政、専門家、学者、市民など関係主体間で共有し、相互に意思疎通を図ることをリスクコミュニケーションといいます。

1．リスクとは

リスクの概念には多くの定義がありますが、通常は、「人間の生命や経済活動にとって望ましくない事態が発生する可能性」です。そこで、将来発生するかも知れない望ましくない事態を想定します。

リスクに対応するマネジメントのことをリスクマネジメントといいます。リスク対策を講じる際に、優先的に対応しなければならない対象を決定し、個別のリスクに対応する手法を決定し、解決に導きます。

社会の複雑化・国際化などにともない多様な価値観や生活スタイルが生まれ、多種多様なリスクが顕在化しています。

たとえば、環境リスク、自然災害リスク、社会経済活動にともなうリスク、金融リスク、労働災害リスク、先端技術リスクなどリスクはさまざまに分類されますが、これらのリスクについてどのようにリスクマネジメントを行っていくのかが課題です。

2. リスクマネジメントとは

リスクマネジメントとは、リスクを科学的に洗い出し、リスクを軽減、回避、未然防止することです。

①現状を把握し（現状の分析）
②リスクを洗い出し（科学的な選択）
③解決目標を明確化し（解決策の確定）
④どのような行動計画にするのか（なすべき行動の計画）

⑤行動計画どおりに実施し（解決行動）
⑥実施結果を評価する（フィードバック）
というプロセスを管理します。

リスクマネジメントは、社会あるいは組織がどのようにリスクに向き合い、対応していくのか、社会ぐるみの解決行動です。

専門家や行政だけが主導するものではなく、社会あるいは施設全体で合意形成して了解事項として社会全体で枠組みを定めていく事柄です。リスクマネジメントをより適切に実施するためには、利害関係者間でリスクに関する情報、体験、知識などを交換し合いながら相互理解を図らなければならないということです。

3．リスクコミュニケーション

リスクコミュニケーションは、リスク分析の全過程において、リスク評価者、リスク管理者を含めた関係者の間で、情報および意見を相互に交換することだけではなく、リスク評価の結果およびリスク管理の決定事項の説明を含みます。

災害に対する理解の醸成など関係者間での意識共有が必要です。

互いが理解するためには、**説明と説得という手順**が重要です。互いの理解のうえで相互に納得がなされて相互理解が成り立ちます。

米国国家調査諮問機関（National Research Council：１９８９年の報告書）がリスクコ

ミュニケーションを次のとおり定義しています。

「個人、集団、組織間でのリスクに関する情報および意見の相互交換プロセスである。リスクの特性に関するメッセージおよびリスクマネジメントのための法規制に対する反応やリスクメッセージに対する反応などリスクに関連する他のメッセージも含む」

同報告書によると、利害関係者間の理解と信頼のレベルが向上したか否かがリスクコミュニケーションの成否につながるとしています。

また、ＯＥＣＤのワークショップ（２０００年９月、ベルリンで開催）では、「リスクコミュニケーション」を次のように定義しています。

「リスクコミュニケーションは利害関係者間で健康や環境のリスクに関する情報をある目的をもって交換することである。特にリスクコミュニケーションは、（ａ）健康や環境のリスクの程度、（ｂ）健康や環境のリスクの意義や意味、（ｃ）健康や環境のリスクの管理や制御を目指した決定事項、行動計画や方針、について利害関係者間で情報を伝達するという行為である。利害関係者には、行政機関、企業、企業グループ、労働組合、メディア、科学者、専門機関、関心を持っている市民グループ、市民個人を含んでいる。」

（１）適切なリスクコミュニケーション

リスクコミュニケーションは、意見交換を通じて互いに相手を理解し、信頼を築いていこうとするプロセスです。コミュニケーションには、対象者の地域特性や文化、風土を理解し、現状把握を行うとともに、何を恐れ、何を知りたがっているのかについて理解することです。

（2）信頼関係の構築

相互理解するためには人間関係が関わってきます。相手に対して不快感を抱いていると事実の認識が歪むことがあります。信頼感があると容易に相互理解が促進されます。相互理解には原則があります。それは、発信者にとって都合の良い情報だけを受信者に提供してはならないということです。発信者にとって不利益な情報でも受信者に発信することが重要です。

信頼関係構築のための対話の原則もあります。それは、情報の送り手および受け手がお互いに先入観やリスクに対する思い込みがあってはならないからです。先入観がある状態で対話すると、その先入観を強める方向にいきがちです。

（3）リスクコミュニケーションシステム

コミュニケーションとは、相手を知り、信頼関係を形成することです。そのためには、双方向のリスクコミュニケーションシステムを構築し、必要なリスクコミュニケーションプログラムを開発し、実行することです。信頼関係を形成するためには手順があります。

①情報の伝達
②意見の交換
③相互の理解
④責任の共有
⑤信頼の形成

の5つです。

キーワードでわかる災害情報の基礎知識

AMラジオ災害問題協議会という組織があります。近畿圏で災害が発生した場合、近畿圏のNHK、民間放送のラジオ局7社が共同で災害安否情報やライフライン情報の提供を実施する組織です。

NDQinfoチャンネルもあります。youtube上で、youtube Liveとして主に地震情報・気象情報を提供しているチャンネルです。地震情報や気象情報をわかりやすく伝えています。防災・減災を目的として配信している団体で、原則として24

時間放送をしています。

以下、災害情報のキーワードについて、あいうえお順に例示します。

あ

【赤潮警報】

魚や貝などの水産物に被害を与える赤潮の発生状況に関して、状況報告や注意喚起のために発表される情報です。各都道府県の水産・漁業担当部局が、漁業協同組合や個々の漁業者等に対して発信しています。

【ＡＱＵＡシステム】

Accurate and QUick Analysis System for Source Parameters. の略称です。防災科学技術研究所が開発し２００５年度より運用する高精度即時震源パラメータ解析システムです。震源の位置、マグニチュード、発震機構（メカニズム解）を推定し公開する地震警報システムです。速報性を重視したシステムであるため、気象庁の緊急地震速報とはマグニチュードの推定値が異なることも多く、推定結果に誤差を含んでいる場合もあります。

【安否確認システム】

災害時に家族や知人、法人であれば職員の安否状況を確認するためのシステムおよびそのソフトウェアです。

【安否情報】

ＮＨＫが地震や台風災害など甚大な被害が確認される自然災害が発生された場合に、テレビとラジオで全国から被災者へメッセージを放送する番組です。１９６４年の新潟地震において、福島県会津地方から来た修学旅行生の無事を伝えるために、引率の小学校の教員からの依頼でその安否をラジオ放送しました。

い

【インド洋津波警報システム】

インド洋沿岸諸国の住民に、津波が近づいていることを知らせる警報を提供するために構築された津波警報システムです。

う

【宇宙天気予報】

宇宙天気（太陽フレア、太陽プロトン現象、磁気嵐等の状況）を観測・把握し、影響を予測して、地球上の天気予報と同じように予報するものです。

え

【エリアメール】

気象庁が配信する緊急地震速報や津波警報、地方公共団体が発信する災害・避難情報などを受信することができるＮＴＴドコモの端末機向けサービスです。

か

【火災警報】

気象条件に火災の危険がある場合、市区町村長が発令する警報です。根拠法は消防法第22条です。

【火山ガス予報】

火山の噴火などにより居住地に有毒の火山ガスが滞留することが予想される時の予報です。

【火山災害予測図】

火山災害には、降灰・溶岩流・火砕流・熱泥流など多種多様の災害があり、火山によって、発生する災害の種類は異なっています。発生する火山災害の種類を予測すること、および被害範囲を予想しています。

【火山の状況に関する解説情報】

火山の活動が活発化している際に、定期的または臨時にその状況を周知するために気象庁が発表する情報です。

き

【危険水位】

河川が増水などによって特定の高さの水位を超えたことです。水位を測るメーターの赤い線を超した時に避難勧告が出されます。

【強震観測網】

防災科学技術研究所により整備・運用されている地震観測網です。強い揺れを確実に記録するための「広ダイナミック・レンジの加速度型ディジタル強震計」による観測網です。

【緊急警報放送】

緊急警報信号（電波法施行規則第2条第1項第84号の2を使用）でテレビ・ラジオ受信機のスイッチを自動的にオンにして行われる放送です。

【緊急告知FMラジオ】

FM放送・ケーブルテレビの放送を使って伝送された制御信号を、FMラジオ受信器が感知し、受信機を自動起動させて緊急情報を伝達するシステムです。

【緊急地震速報】

・大きな揺れが到達する数秒から数十秒前に警報を発することを企図した地震早期警報システムです。気象庁が中心となって提供している予報・警報です。

・ソフトバンク社の携帯電話端末向けサービスです。気象庁が配信する緊急地震速報や津波警報、地方公共団体が発信する災害・避難情報などを受信することができます。

・KDDI／沖縄セルラー電話のスマートフォンおよび一部のEZweb対応機種向けサービスです。気象庁が配信する緊急地震速報や津波警報、地方公共団体が発信する災害・避難情報などを受信することができます。

【緊急速報メール】

イー・アクセス／気象庁が配信する緊急地震速報や津波警報、地方公共団体が発信する災害・避難情報などを受信することができます。

く

【空気質指数】

大気汚染の程度を示す指標です。行政機関が住民に対して発表するものです。観測値だけではなく予測値を発表する地域もあります。

け

【警報】

起こりうること、行ってしまったことに対する結果を告げることです。警報は警告よりも甚大な影響を招く場合に発せらます。

【警報システム】

危険・危機が差し迫っている状態（緊急事態：emargency）、あるいは危険性（リスク・

risk）の高い状態を、警報として周知するシステムです。

こ

【高感度地震観測網】

地域ごとの地震の特徴を詳しく把握するために設置された、微弱な揺れの感知が可能な24時間稼働の高感度地震計による地震観測網です。

【降灰予報】

火山の噴火により広い範囲に火山灰が降ることが予想される時に発表される予報です。

さ

【災害時優先電話】

電気通信事業者が、災害の救援・復旧・公共の秩序を維持するため、優先扱発信を防災関係機関等に提供する電気通信役務です。

【災害用音声お届けサービス】

震度6弱以上の地震など大規模な災害が発生した場合、各携帯電話・ＰＨＳ会社が提供するサービスです。

【災害用伝言ダイヤル】

大規模な災害が発生した場合、電話を用いた伝言板の役割を果たすシステムです。

【災害用伝言板】

震度6弱以上の地震や水害などの大規模な災害が発生した場合に開設されます。安否確認のための伝言サービスです。

し

【Signalnow express】
ストラテジー株式会社が開発、提供した高度利用者向け緊急地震速報の受信ソフトウェアです。気象庁が報じる高度利用者向け緊急地震速報を受信できます。

【地震観測網】

地震計による地震観測ネットワークです。24時間体制で観測が行われます。


【地震警報システム】

震源要素や地震動の分布を迅速に解析し、情報をユーザー（防災関係者、電気、ガス、水道、電話、交通、報道、個人）に伝えて防災に役立てるものです。


【地震情報】

気象庁が地震に関する情報（震度・震源など）を行うものです。


【市区町村防災行政無線】

行政（主に地方行政）における防災無線です。市区町村が、防災行政のために設置・運用しています。同報系・移動系・テレメーター系の3系統があります。

【首都圏地震観測網】

文部科学省の『首都直下地震防災・減災　特別プロジェクト』により整備されたボアホール型の地中地震計による中感度地震観測網です。

【食中毒警報】

食中毒の多発が予想される場合に発令される警報のことです。

【震災情報 官邸発】

東北地方太平洋沖地震（東日本大震災）の被災者を対象としたラジオ番組。2011年3月28日から6月30日まで放送されていた政府広報によるラジオ番組でした。

【水防警報】

所定の河川の一定の流域において、洪水や高潮による災害の恐れがある時に、国土交通大臣または都道府県知事が水防機関に対して行う警報です。

せ

【生活関連情報】

NHKが地震や台風災害など、甚大な被害が確認される自然災害が発生した場合に、テレビとラジオで被災地域の交通やライフラインに関する情報を発信する番組です。

【政策情報 官邸発】

2011年7月4日より2013年3月25日まで放送されていた日本政府の広報情報番

組でした。

【セルブロードキャスト】

携帯電話などの移動通信端末に対して、災害や公衆安全に関する情報などを一斉配信するシステム・サービスです。

【全国瞬時警報システムJ‐ALERT】

通信衛星と市区町村の同報系防災行政無線や有線放送電話を利用し、緊急情報を住民へ瞬時に伝達するシステムです。

【センチネル・アジア】

アジア太平洋地域宇宙機関会議（APRSAF）が推進する国際協力プロジェクトです。地球観測衛星など宇宙技術を使って得た、アジア太平洋域の災害関連情報をインターネット上で共有し、台風、洪水、地震、津波、火山噴火、山火事など自然災害被害を軽減、予防することが目的です

【全米カナダ邦人安否確認システム】

外務省が2006年9月8日から日本人滞在者の多いアメリカ合衆国とカナダを対象に運用を始めた電話による安否確認システムです。アメリカ本土のほか、ハワイ、グアム、サイパン、プエルトリコ、バージン諸島も対象地域です。

そ

【早期地震警報システム】

鉄道用の早期警戒型の地震警報システムです。

た

【大気汚染注意報】

大気中の大気汚染物質の濃度が増加して一定のレベルに達した場合に、都道府県が発令する注意報です。光化学スモッグの発生時に発表される光化学スモッグ警報や光化学スモッグ注意報もあります。光化学オキシダントのほか、硫黄酸化物、二酸化窒素、一酸化炭素、浮遊粒子状物質（ＳＰＭ）の合計5種が対象です。


【タイムライン防災】

防災関係機関が災害の起こり得る状況を想定して、いつ、どのような防災行動を、どの主体が行うかを時系列に整理しまとめた防災計画のことです。

ち

【地方海上分布予報】

気象庁が提供する防災情報です。


【注意報】

気象災害、水害、地盤災害、地震、噴火などの自然災害が起こる恐れがある場合に、気象庁が注意喚起のために発表する予報です。より重大な災害が起こる恐れがある場合、気象警報が発表されます。

つ

【大津波警報】

大きな津波が予想される場合に気象庁から発表される津波に関する警報です。

【津波警報】

地震の発生により気象庁から発表される津波に関する警報です。津波の予想される高さが1m超3m以下の場合、予想される津波の高さ「3m」として発表されます。M8を超える巨大地震の場合には正確な地震規模がわかるまで数値ではなく「高い」と表現されます。

【津波警報・津波注意報が発表された事例の一覧】

日本の気象庁が発表した津波警報および津波注意報の事例の一覧です。

【津波警報システム】

津波を事前に探知して警報を発することにより、人的および物的被害の軽減を図るものです。

【津波情報】

気象庁が津波警報および津波注意報を補完する情報として発表します。

【津波注意報】

地震の発生により気象庁から発表される津波に関する注意報です。20㎝以上1m以下の津波が予想される場合において、予想される津波の高さ「1m」として発表されます。予想される津波の高さが20㎝未満である時は津波注意報ではなく「津波予報」が発表されます。

【津波予報】

気象庁が地震発生後に発表するものです。

て

【テン・コード】

音声通信で使われる略号です。音声通信での一般的な慣用句を表すため使用されます。

と

【東海地震に関連する情報】

気象庁が、東海地震発生の予兆現象を観測した時に発表する情報です。

【DONET】

Dense Oceanfloor Network system for Earthquakes and Tsunamis の略称です。防災科学技術研究所が運用管理しています。熊野灘沖の南海トラフで発生すると想定されている、東南海地震の想定震源域の一部に敷設されている地震・津波観測監視システムです。

【DONET2】

Dense Oceanfloor Network system for Earthquakes and Tsunamis 2の略称です。防災科学技術研究所が運用管理する、潮岬沖から室戸岬沖の南海トラフで発生すると想定されている、南海地震の想定震源域の紀伊水道に敷設された地震・津波観測監視システムです。

【通れた道マップ】

大規模地震などの災害発生にともなう、通行可能な道路を実際の車両走行実績データを元に地図上に示したものです。フローティングカーデータ（プローブカーデータ）を用いて、インターネット上の地図サービス上に自動的に描出するシステムとして実用化されています。

【特設公衆電話】

災害救助法の発動または順ずる事態の発生で開始します。大規模災害の被災者や帰宅困難者が無料で使用することができます。地方公共団体または帰宅困難者対策協議会の要請により、ＮＴＴ東日本・ＮＴＴ西日本が、施設収容人数１００人あたり1台設置する公衆電話サービスです。

【特別警報】

気象災害、水害、地震、噴火などの重大な災害が起こるお恐れが著しく大きい場合、気象庁が警告のために発表する警報です。

【土砂災害警戒情報】

大雨警報発表中に土砂災害の危険性が高まった場合、気象台と都道府県が共同で発表する防災情報です。

に

【ニコニコ地震情報】

ニワンゴが提供するニコニコ動画のサービスです。気象情報の提供、ライフビジネスウエザーの提供を行っています。

【日本海溝海底地震津波観測網】

防災科学技術研究所により運用管理される、房総半島沖から根室沖の太平洋の最大水深6000mを超える海底に設置されたケーブル式観測機器によるリアルタイム観測網です。6系統の海底光ケーブルで構成されていて、観測点150カ所、総延長約5700㎞による世界的規模のリアルタイム海底地震計ネットワークです。

は

【ハザードマップ】

自然災害による被害を予測し、被害範囲を地図化したものです。予測される災害の発生地点、被害の拡大範囲、被害程度、避難経路、避難場所などの情報が地図上に図示されています。

ひ

【避難勧告】

行政が、対象地域の土地、建物などに被害が発生する恐れのある場合に住民に対して行う勧告です。災害対策基本法60条に基づき、原則市町村長の判断で行われます。「避難準備・高齢者等避難開始」「避難勧告」「避難指示（緊急）」の順で危険性の切迫度が高くなります。水害・土砂災害では避難指示（緊急）と同じ警戒レベル4は「全員避難」です。（2020年4月末現在）

【避難指示】

行政において、住民の生命、財産などに被害が発生する恐れのある地域の住民に対して避難を呼びかける指示です。「避難準備・高齢者等避難開始」「避難勧告」「避難指示（緊急）」の順で危険性の切迫度が高くなります。水害・土砂災害では避難勧告と同じ警戒レベル4は「全員避難」です。（2020年4月末現在）

【避難者情報】

NHK教育テレビで災害時に放送される情報番組です。

【避難準備】

人的被害が発生する災害発生の可能性がある場合に避難の準備を行うことです。高齢者・障害者・乳幼児などのいわゆる災害弱者は、避難準備の段階で早期の避難が求められます。

【避難命令】

地震、津波、台風などの自然災害や原子力災害等で対象の地域に重大な危険が迫っている場合に発令する命令です。

【病害虫発生予察情報】

水稲や果樹などの農産物に被害を与える病害や害虫などの発生状況に関して、状況報告や注意喚起のために発表される情報です。各都道府県の病害虫防除所担当部局長が、農業改良普及センターや農業協同組合等に対して発表するものです。

ふ

【00000JAPAN（ファイブゼロジャパン）】

大規模災害時に、情報収集や安否確認などを支援するために無料で提供される公衆無線LAN（Wi‐Fi）アクセスポイントのサービスセット識別子（SSID）です。日本国内の無線LANに関係する企業で構成される「無線LANビジネス推進連絡会」が主導してサービスを提供しています。

【噴火警戒レベル】

各火山の活動状況に応じて必要な防災対応や警戒範囲を示すものとして気象庁が発表する指標です。1（活火山であることに留意）から5（避難）までの5段階が設けられています。

【噴火警報】

火山の噴火による重大な災害が起こる恐れがある場合に気象庁が発表する警報です。噴火警戒レベル4以上または居住地域厳重警戒相当の噴火警報は特別警報にあたります。

【噴火速報】

噴火が発生したことを登山者や周辺住民などに対して迅速に伝える気象庁の情報です。

ほ

【防災気象情報】

気象庁が発表する気象・地震・火山等に関する予報や情報の総称です。災害から身を守るための情報、生活に役立てる情報の2種類に大別されます。

【防災無線】

官公庁・地方自治体で使用します。人命に関わる通信を確保するために整備された専用の無線通信システムです。公衆通信網の途絶・商用電源の停電の場合にも使用可能です。

ゆ

【ゆれくるコール】

予測される震度と揺れが到達するまでの推定時間を通知します。最大震度5弱以上を観測する地震が発生した場合は、全国一律で地震情報が通知されます。

【ユレダス】

地震の際に即座に警報を発して被害を最小限に抑えるための安全管理システムです。財団法人鉄道総合技術研究所が開発した地震警報システムです。早期地震検知警報システム（英語：Urgent Earthquake Detection and Alarm System）の頭文字をとったものです。

ら

【ラジオ災害情報交差点】

ＮＨＫ、民間放送のラジオ局合計7社局と首都圏のライフライン5社で組織する「ラジオライフラインネットワーク」が共同制作する番組です。

り

【臨時災害放送局】

放送法第8条に規定する「臨時かつ一時の目的（総務省令で定めるものに限る）のための放送」（臨時目的放送）のうち、放送法施行規則第7条第2項第2号に規定する「暴風、豪雨、洪水、地震、大規模な火事その他による災害が発生した場合に、その被害を軽減するために役立つこと」を目的とした基幹放送局です。

第7章

Q＆Aでチェックする「災害が起こった場合の動き方」

災害時に起こるリスクについてシミュレーションしてみた

【Q1】災害発生に備えて、どのような準備あるいは対策が必要になりますか？

【A】

◎想定

介護事業者がサービスを提供するうえで人的、物的な制約が発生し、平時のサービス提供が困難になります。自然災害（災害地震や津波）による事業所の損壊や職員の被災といった直接的な被害を受けます。

①災害発生時を想定した初期対応のシミュレーション

②利用者や職員の安全を確保するための備え

③事業継続・復旧に向けたBCP（Business Continuity Plan ＝事業継続計画）の策定

◎平時の備え

ライフラインの途絶や燃料の不足、利用者や職員の避難等により、平常時のようなサービス提供が困難です。災害時に起こり得る被害を想定した対策を講じます。

①自然災害は、いつ、どのくらいの規模で発生するかを事前に予測することが困難である

②災害発生時は、電気、ガス、水道等の供給が停止する

③職員、利用者が被災する可能性がある

【対応】

災害発生後の経過にともない対策は異なります。持続的に利用者へのサービスを提供するために、復旧や復興計画を立案する必要があります。

〈災害発生直後〉

利用者や職員の避難等の安全確保が主体です。

〈復旧・復興プロセス〉

事業の再開、経営の再建が主眼になります。

①災害対応マニュアルの作成……災害発生時対応の準備……利用者や職員の連絡方法、職員の役割分担、避難場所や誘導方法、帰宅困難者の対応などについて、対応マニュアルに明文化します。

②被災直後の初動体制を確立……職員が的確に行動できるように、ライフラインの途絶状況や休日・夜間、送迎時、訪問時等のさまざまな状況を想定した被災直後の初動体制を確立しておきます。そのうえで、定期あるいは随時の訓練を行います。訓練を通じてマニュアルが実践的なものとなるように見直します。

③利用者や職員の安全を確保……災害発生時には、職員および利用者の安否を確認するとともに、家族の安否も確認します。災害時の安否確認を行うためには、職員や利用者、家族等と迅速に連絡がとれるような連絡体制を確立します。職員、利用者、家族間における連絡方法を事前に定め、情報収集しやすいような体制を構築します。

④災害時には、一定期間、職員や利用者が事業所内や近隣の避難所に退避……飲食料品や衛生用品、その他必需品を備蓄します。

⑤ＢＣＰ（Business Continuity Plan＝事業 継続計画）を策定……事業の復旧・継続のための事前準備計画が必要です。災害発生時の初期対応から完全復旧までの手順を定めるＢＣＰを策定します。

⑥自法人のみで早期に事業復旧することが困難……困難な状況を想定し、平時から地域内や広域の連携先ネットワークづくりに取り組みます。連携先と災害時においても相互に支援し合う ことができる関係づくりが必要です。

チェック！ 準備&対策

1. 災害対策マニュアルの作成

災害対応マニュアル等を作成するとともにマニュアルに基づく訓練を行ってください。

2. 利用者や職員の安全を確保

災害発生時の安否確認と物資備蓄が重要です。まずは、連絡体制を確立してください。そして、非常用物資の備蓄などの備えが必要です。

3. 事業継続・復旧

ＢＣＰを策定してください。地域内・広域連携体制を構築してください。

【Q2】災害時のための備蓄は何が、どれくらい必要でしょうか?

【A】

◎想定

利用者の分と職員の分を合わせて一定期間の生活を維持することです。飲食料品、衛生用品、医薬品、燃料・電池その他必需品を蓄えておきます。

◎平時の備え

災害時は平時のようにはいきません。商品を購入できるようになるまでには時間が必要です。交通網が寸断されてしまい支援物資の供給がストップします。災害発生時には、電気、ガス、水等の供給が停止し、復旧に時間がかかることが想定されます。被災地では、生活を維持するために必要となる物資が入手できるとは限りません。日ごろから非常用物資を備蓄しておくことが必要です。

非常用物資については、最低3日程度の水、食料などを備蓄することが求められています。デイサービス等の通所系事業所では、利用者と職員が一緒に避難することが想定されます。訪問系サービスは、必要な物資を入手することができない利用者もいますから、どこまで対応できるのかを検証します。

【対応】

①水・食料の備蓄

災害時には、供給範囲や道路状況などによっては 自法人の立地する地域で即座に給水が実施されない可能性もあるため、飲料水を備蓄しておくことが必要です。飲料水の備蓄については、一般に1人1日3リットルが目安とされています。また、飲料水以外の 生活用水について、受水槽の水や井戸水、河川など、断水時に使える水源を確認しておくことも重要です。被災地では、断水、停電、都市ガス供給停止等により、調理ができない事態が想定されます。また、食材の調達が困難になることも想定されるため、そうした状況を踏まえた食料の備蓄が必要です。備蓄する食料については、調理が不要なものや、利用者の身体状況に合わせて、咀嚼、嚥下しやすいものなどを備蓄しておくことが必要です。

②衛生用品や医薬品を準備

電気、ガス、水道の供給が止まることで、洗濯や入浴ができない、水洗トイレが使用できないなど、衛生面での問題の発生が想定されます。東日本大震災被災地の避難所等では、衛生対策として、以下のような取り組みが行われました。

・避難所を土足禁止にする。
・当番制でトイレ掃除を行い、清潔を保つ。
・断水時のトイレの使い方。断水でも排水できるときは排泄物をバケツ一杯の水で流す。トイレットペーパーは流さずにポリ袋に密閉してゴミとして捨てる。排水できないトイレは便座を上げてポリ袋で覆い、２枚目のポリ袋を便座の上からかぶせて割いた新聞紙を重ねる。
・食器を衛生的に繰り返し使うため、食器にラップをかけて使用し、ラップを使用後に捨てる。

こうした状況に対応するため、紙おむつやウエットティッシュ等の衛生用品や、ポータブル便器、簡易トイレなど、利用者に応じた衛生用品を用意しておくことが求められます。

③代替エネルギー源や停電に備えた照明

停電や都市ガスの供給が停止することを想定すると、代わりとなるエネルギー源の確保が課題となります。停電に備えた発電機および燃料・電池式の照明・ラジオ等および電池、都市ガスの供給停止に備えた調理器具やカセットコンロなど、ライフラインの途絶時に、すぐに使用できる機器を用意しておくことも必要です。

【非常用備蓄リスト（例示）】
飲食料品……アルファ米、カロリービスケット、インスタント食品、レトルト食品、ペットボトル飲料水
医療品……包帯、ガーゼ、マスク、絆創膏、消毒薬、傷薬、鎮痛剤、胃腸薬、風邪薬、解熱剤 医療機器 AED、血圧計、体温計
調理器具……カセットコンロおよびボンベ、使い捨て食器、ラップ、割り箸、ポリ袋
衛生用品……石けん、トイレットペーパー、ウエットティシュ、簡易トイレ、紙おむつ、ナプキン、タオル

介護用品……車いす、担架、ストレッチャー

情報機器……携帯ラジオ、携帯テレビ、トランシーバー、アナログ無線機、笛、携帯電話と充電器、生活用品、発電機、燃料、毛布、寝袋、懐中電灯、電池、ローソク、ライター、タオル、カイロ、新聞紙、ゴミ袋、段ボール

防災用品……ヘルメット、防災ずきん

作業器具……かなづち、のこぎり、スコップ、ブルーシート、ガムテープ、ロープ、ナイフ

コップ・スプーン……ペットボトルを食器やコップとして加工し、牛乳パックをスプーンに加工する

ランタン……白いポリ袋を懐中電灯にかぶせて簡易ランタンをつくる

簡易コンロ……アルミ缶とアルミホイルを使用して簡易コンロをつくる。燃料にはサラダオイルを活用する

チェック！ 準備と対応

1．利用者と職員を合わせた人数分の飲料水や食料品の備蓄をしておきましょう。

2．ライフラインの途絶による衛生面のデリバリーに不具合が生じますから、相当数の衛生用品を準備しておくことが必要です。

3．電気や都市ガスの途絶による代替エネルギー源と適合できる機器を準備することが必要です。

【Q3】災害時のサービスの復旧、さらには事業継続のためにどのようなことが必要ですか？

【A】

◎想定

災害発生後の初期対応だけではなく、復旧して事業継続が可能になるまでの手順をシミュレーションする必要があります。一連の手順を計画化したものを「ＢＣＰ（Business Continuity Plan：事業継続計画）」といいます。

◎平時の準備

まずは、ＢＣＰを策定してください。

①大規模災害時には、事業所や職員の被災、ライフラインの途絶などによって、介護サービスの提供が困難になることが想定されます。

②地震、津波、土石流によって施設が損壊することもあります。

③職員が被災してサービスに従事できないといった状況が発生します。

④電気、ガス、水道といったライフラインが途絶し、職員の通勤や利用者の訪問・送迎ができなくなります。

⑤燃料の調達が困難となって、平時のサービスが提供できない状況が続きます。

【対応】

何よりも事業の早期復旧です。被害が大きい場合は事業の機能を完全復旧するまでにはかなりの時間が必要になりますし、資金や人手を手当することが困難を極めます。

事業継続・復旧を円滑に行うためには、初期対応から完全復旧までの事業手順を定めておくことが必要です。

①ＢＣＰの策定にあたり、被害を想定し重要事業を選定します。

②地域のハザードマップや防災計画などから、施設がある地域で想定される災害の種類や影響を調べます。

③施設が被る被害の範囲を想定します

④施設が実施している事業を棚卸しします。

⑤事業の中断やサービスの提供ができなくなることによって影響を受ける利用者への程度を想定します。

⑥事業の復旧と継続への対応を代替事業者の協力なども考慮に入れ、検討し、検証します。

⑦事業を業務単位に区分して、目標とする復旧時間を決定します。ＢＣＰは、重要事業についていつまでに復旧するか（目標復旧時間）を設定することが必要です。被害を想定して目標復旧時間を決定します。

⑧重要事業が決定した後は、事業ごとに事業継続のために必要な経営資源を洗い出します。

⑨目標復旧時間を達成するために必要な対応策について検討します。

⑩経営資源、外部ネットワークの活用など具体的な取り組みを計画化します。

【ＢＣＰの構成（例）】中小企業庁「中小企業ＢＣＰ策定運用指針」

1　基本方針
2　ＢＣＰの運用体制
3　中核事業と復旧目標
4　財務診断と事前対策計画
5　緊急時における発動フロー、避難、情報連絡、資源、地域貢献、自己診断結果

チェック！　準備と対策

1. 災害時に事業継続・復旧を円滑に行うために手順書となる「ＢＣＰ」を策定してください。
2. ＢＣＰでは、実施している事業を棚卸しし、重要事業を選定します。
3. 重要事業を被災後どれくらいの期間で復旧させるか（目標復旧時間）、目標復旧時間を達成するために必要な対応策を定めて計画化します。

【Q4】被災時、地域間ではどのような関係づくりをしたらいいでしょうか？

【A】

◎想定

①大規模災害の被災時では、自力で復旧することは困難な事態が発生します。

②地域において、事業者や関係機関等との連携が求められます。

◎平時の準備

災害時を想定した場合、地域内で事業者間の関係づくりをどう進めるかです。いざという時には普段の関係性が役立ちます。非常時に円滑な相互協力が可能になります。

①地域内での連携づくり、関係づくりを促進することです。

②大規模災害では、発生直後から一定期間は外部から支援が得られない状況が想定されます。

③地域のなかで、人的、物的資源を活用し合って対応することが必要です。

④施設の損壊や職員の被災などにより、サービスの提供が困難な状況が発生した場合、利用者の受け入れを他の事業者に依頼したり、応援を求める事態が発生することもあります。

⑤災害時には、地域内の他の事業者をはじめ、地域団体、行政機関等にさまざまな支援・協力を求めることになります。

【対応】

災害発生時における事業者にとって重大な課題は施設の職員や利用者の救護と安全確保です。

併せて、地域内の被災者の救援を行うことも求められます。

①災害発生時に地域内の相互協力が円滑に行われるためには、日頃から地域のなかで他の事業者や関係機関・団体等との間に協力体制を構築し、相互理解を深めておくことが必要です。
②地域内の介護事業者のほか、行政機関（市区町村）、医療機関、民生委員、住民自治組織（自治会等）など、地域に関わるさまざまな機関との連携が必要になります。
③災害時に備えて情報共有を図ってください。災害時に、施設の利用者をはじめとする地域内の被災者の救護を行うためには、地域内での福祉・医療関係情報を事業主体間で共有しておくことが必要です。
④災害発生時には、情報が錯綜し、活用できる手段が制約されますから、平常時から被災時に必要となる情報について、事業所間で共有しておいてください。

チェック！ 準備と対策

1．行政機関（市区町村）、医療機関、民生委員、住民自治組織（自治会等）など、地域内の関係主体と日頃から〝行き来ができる関係づくり〟をしてください。

2．ケアの中断がないような対策が求められます。災害時に必要となるケア情報をファイルにしておき、受け入れ可能な医療機関や社会福祉資源、要援護者の医療・福祉情報等、関係主体間で共有しておきましょう。

【Q5】災害時に備えて広域的なネットワークを構築したいのですが、どうしたらいいでしょうか？

【A】

◎想定

　被災に備え、地域内のみならず、近隣市区町村レベルの広域的な連携体制を形成する必要があります。地域における連携のみならず、全国組織の事業者団体、専門職団体等の取り組みを活用したいものです。

◎平時の準備

　広域にわたり大規模な被害が発生することを想定した場合、高齢者に対する通常のケアを提供することは困難です。地域の連携だけでは十分な対応をするには限度があります。

①地域や自治体の枠を超えた広域での連携が必要ですが、道路の遮断や電力、ガス、水等のライフラインが途絶した場合、広域からの支援は期待できません。

②隣接する自治体間の相互協力関係を構築する必要があります。

③事業者団体や専門職団体を通じた、全国的な規模による介護事業者や医療・福祉系専門職等に対する支援を求めることも必要です。

【対応】

①自治体に働きかけて、近隣自治体など比較的近距離地域との広域連携を形成する必要があります。
②地域全体が被災した場合には、地域の連携だけでなく、広域からの支援も必要となります。
③大規模災害の場合、専門性の高い支援が可能であることから事業者団体や専門職団体の支援体制や支援プログラムを活用しましょう。

チェック！　準備と対策

①近隣自治体等との相互協力関係を構築します。
②専門性の高い支援が期待できる事業者団体や専門職団体等の支援を活用してください。

【Q6】災害時、利用者・職員の安否確認の仕方はどのようにしたらいいでしょうか？

【A】

◎想定
職員や利用者の安否を確認し、迅速に連絡がとれるような連絡体制を確立します。
①職員の安全を確認することによって、サービス提供に必要な人的な資源体制を確保します。

②利用者の安否確認を早期に行います。
◎平時の準備
①利用者の状況を把握し、サービス提供を行うために条件を整えます。
②利用者の家族に対して利用者の安全を伝えることが安心感や信頼感につながります。
【対応】
①事前に安否確認の方法を確立してください。
②災害が発生した時には、利用者や職員との連絡を取り、安否や被災状況を迅速かつ正確に把握します。
③安否確認の方法や体制を検討し、定期的に訓練をします。
④利用者や家族、職員との間の連絡方法を事前に定め、周知徹底します。
⑤情報収集の仕方を工夫して確立してください。
⑥複数の通信・連絡手段を用意しておきましょう。安否確認のための通信・連絡手段には、日常的に使用している携帯電話や固定電話のほかにＳＮＳや災害用伝言板サービスなどを活用します。
⑦安否確認は、優先順位を決めておくことが必要です。自力での歩行や連絡が困難な利用者、独居または高齢者のみの世帯の利用者等、支援必要度が高い利用者を優先的に確認します。

チェック！ **準備と対策**

1. 利用者や職員と連絡が取れるように事前に安否確認の方法を確立します。
2. 固定電話や携帯電話のほか、安否確認のために通信・連絡手段を設定します。
3. 利用者一人ひとり安否確認の優先順位を決めます。

【Q7】災害後、事業再開のためにしなければならないことはどのようなことですか?

【A】

◎想定

①物資不足やインフラ損壊が発生します。
②職員数の減少など平時とは異なる環境になります。
③出来る限り、利用者ニーズに平時同様に応えることです。

◎平時の準備

以下の7つに対応するために平時の準備が必要です。

①事業を再開するためには、平常時とは異なる環境のなかでの対応が求められます。
②事業を再開するにあたり不足する物資を想定してください。
③物流インフラが混乱し、サービス提供の際に必要な物品の調達に時間を要します。

④道路状況やガソリン不足により自動車の利用が制限されます。
⑤電気、都市ガス、水道の供給が停止し、サービス提供に支障をきたします。
⑥利用者が避難、入院や他の施設入所等をしたことにより、事業の再開にあたり、利用者数が減少することが起こります。
⑦職員の離職・休職などによりスタッフが不足します。

【対応】

平常時とは異なる環境のなかでの事業再開が予測されます。

①再開する事業の優先順位を明確にしましょう
②災害時には、施設や職員の被災状況によって、機能を一律に復旧させるのは難しいことが想定されます。
③物流の途絶によりサービス提供に必要な物資の確保が困難になり、電気、ガス、水道、道路等のインフラの損壊によるサービス提供に影響が生じます。
④経営資源や外部環境の制約が起こります。
⑤利用者のニーズ等を明らかにして、事業を再開について優先順位を明確化していくことが必要です。
⑥外部との連携を緊密にします。

チェック！　準備と対策

地域内や広域の連携体制を構築してください。被害状況によっては、自力での事業再開

が困難です。他の事業者、事業者団体、行政機関等との関係づくりを図り、非常時に支援を受けられる環境整備が大切です。

①経営資源や外部環境の制約、利用者ニーズ等から事業を再開の優先順位を明確にしましょう。

②被災により自力だけでは事業再開が困難な場合、地域内や広域の連携による支援を活用した再開計画が必要です。

【Q8】在宅の高齢者に対する支援はどのようにしたらいいでしょうか?

【A】

◎想定

在宅の高齢者（利用者）の生活環境が大きく変化します

①個々の暮らしに応じた生活環境の維持が必要です。

②高齢者および家族の心理面や体調面に対応したケアが求められます。

◎平時の準備

自宅が被災して避難所に避難した高齢者は、異なる環境下で精神的に不安定になります。

生活物資の確保も課題です。救援物資が届かない、ライフラインの途絶による断水下で給水所まで水を取りに行くことができないなどという事態が生じます。在宅および避難生活において難題が発生します。以下の事項などに対する準備が必要です。

①心理的影響……地震や家屋損壊による不安、パニック

②生活への不安……食料など生活必需品の不足、停電、ガス停止、断水

③健康への影響……認知症の周辺症状の悪化、うつ症状の発現

④家屋損壊……家具転倒、家財道具の散乱、ケガの発生

【対応】

平時同様に利用者の生活状況に応じたきめ細やかなサービス提供や支援を行う必要性があります。水道や電気、ガス等の供給が一定期間停止すると日常生活レベルが低下します。給水所まで行けずに飲料水が確保できない、生活に必要な物資を調達できないなどが発生します。在宅の高齢者に対しては、生活環境の変化を考慮し、平常時以上に心理面や体調面の変化に配慮することも大切です。

①利用者の状況に応じて在宅ケア以外の支援に移行することも考慮します。

②在宅生活で、心理面や体調面が低下した利用者に対しては、施設や病院への移行も検討する必要があります。

③地域内の医療機関に依頼する必要性がありますので、平常時から医療機関等との連携が大切です。

チェック！　準備と対策

1. 生活環境の変化による利用者の状況を把握し、自宅での生活を維持するようにします。
2. 心理面や体調面に配慮し、的確なサービス提供と支援を行うことが必要です。
3. 利用者の状況に応じて、入院や施設入所など在宅ケア以外の支援への移行も必要です。
4. 地域内の 医療機関等との連携を日ごろから図っておくことが重要です。

【Q9】経営再建のために対応しなければならない課題は何ですか？

【A】

◎想定

事業を再建するうえで、課題となることは、①職員の不足、②利用者の減少、③資金調達、④事業の将来性への不安です。

◎平時の準備

施設の職員、利用者が被る直接的な被害はいうにおよばず、地域の被害が施設経営に大きな影響を及ぼします。

経営再建をめざすうえで、具体的には以下のような課題が発生します。

①スタッフの離職等による人材不足
②スタッフやその家族も被災する可能性があり、地域外への避難が生じます。
③事業を再開したくても人手不足により再開が困難になります。
④再開しても被災前の人員体制にまで回復することが困難です。

【対応】

スタッフが被災後の応急・復旧期の激務から離職することもあります。サービス提供の担い手となる人材の確保が重要な経営課題になります。特に以下の①から⑥に対する備えが重要です。

①利用者が他地域へ避難してしまい、復旧や復興が進んでも元の場所には戻ってこないこともあります。復帰計画を立てて、復帰が可能となるように条件整備を行います。
②ADLの悪化により、施設への移行や入院を余儀なくされ、利用者数が減少することもあります。他施設や入院先へスタッフを派遣し、利用者との交流やADLを改善するためのケアを提供します。
③経営再建の際に、建物の修繕や運転資金の確保など資金面での問題が発生します。金融機関や自治体と相談し、融資や助成金の手続きをします。
④既存の債務に加えて、新たな債務を抱える二重ローン問題も発生します。再建計画を立て、金融機関や自治体へ支援を依頼します。
⑤事業の将来性への不安が募ります。利用者の減少や人材不足等、経営に大きく影響を及

ぼす問題が顕在化します。新たなBCMを設定して自治体などに説明し、助言を受け対応します。

⑥インフラ復旧や地域の復興の遅れなども経営に悪影響をもたらします。介護事業の範囲を縮小するなど一定期間を耐えることにします。

チェック！ **準備と対策**

1．事業を本格的な経営再建をめざすうえで大きな課題は3つです。スタッフの離職等による職員の不足、利用者の減少、事業資金の資金調達です。

2．厳しい環境下では事業の将来性への不安が付きまといますから、堅実な復興計画が必要です。

【Q10】スタッフの確保・離職を防ぐためにはどのようなことが必要ですか？

【A】

◎想定

被災や他の地域に避難したスタッフが戻らないために、人手不足により再建が困難になることがあります。

①再建したとしても、従前のサービス水準までには至らないこともあります。
③スタッフの不足、人材不足が大きな経営課題になります。
④事業停止を余儀なくされ、事業再開の際に、人員が不足することもあります。
⑤道路や建物等の建築特需が発生するために地域の労働市場は人手不足になりがちです。
⑥人手不足が発生し、人材の取り合いになるため、相対的に人材確保が難しくなります。

【対応】

①スタッフのモチベーションを維持させる必要があります。
②災害が発生した直後は、安否確認や利用者へのケア状況の対応に追われますが、特別勤務手当の支給などで報います。
③事業所に泊り込みなど激務が何日も続くと、ストレスからスタッフのモチベーションが下がることもあります。そこで、後日に代替休暇を付与するとか特別休日を付与します。
④うつ病の発生は離職にもつながりかねません。医師による健康面談を行います。
⑤メンタルケアに力を入れ、スタッフのモチベーションを向上させることやストレス解消を行い、離職あるいは休職を防止します。

チェック! **準備と対策**

1.　平時でさえ、人材確保が困難です。地道にケアの仕事に魅力があることを動機づけることです。

2.　発生直後の激務から反動が生じます。スタッフのモチベーションが下がらないように、

メンタルケアやストレス解消が必要です。

【Q11】感染症対策の「ＢＣＰ」を作りたいのですが、どのようにしたらいいでしょうか?

【A】

◎想定

感染症に対するＢＣＰ＝事業継続計画（1章15～24頁参照）の基本的な考え方は、介護事業とのバランスを取りながら効果的な対策を講じることです。想定することは主として以下の３つです。

1．感染症管理

①施設内感染を防ぐための予防的管理を確立します。

②スタッフ一人ひとりに介護職である意識の更なる醸成を促します。

③ケアのプロセスで感染を防止する手だてを講じます。

2．施設内感染対策

①利用者に対する家族等の面会を取りやめます。

②保健所や医療機関との連携を強化します。

③スタッフや利用者のパニックを抑え、的確、冷静に行動できる行動計画づくりをします。

3．スタッフや利用者の保護対策

①初動対策を行動計画として明確化します。

②普段から感染対策の準備や訓練を定期的に実施します。

③発生時には的確に状況把握を行い、施設ぐるみで適切行動をします。

◎平時の準備

以下について、日頃から準備を怠らないことです。

1．スタッフ・利用者の感染予防・感染拡大防止策を最優先とした行動計画をつくります。

2．スタッフ・利用者・家族の協力、地域や行政との連携、他の介護事業との相互支援に関する計画を策定します。

3．スタッフおよび利用者の感染拡大防止策を樹立します。

4．スタッフの感染により通常のケア業務に影響が生じることから、ケアプロセスの統合（介護ケアの手順をＡＤＬやＱＯＬなどに配慮しながらも、優先順位を決めて順位が高いケアを実施する、ケアの手順を併合して実施する、ケア手順のうち統合できるものはまとめるなど）、業務時間短縮等を想定した運営体制づくりを計画し、実地訓練をします。

5．感染者が発生した場合にチームメンバーが濃厚接触者とならないようにスプリット・オペレーション（リスクを回避するために業務を複数のチームに分けて遂行し、同時感染を回避する手法）の導入や業務経験者（前任者）等によるバックアップ体制を計画します。

【対応】

消毒等のための職場利用制限、他の業務実施場所（代替拠点）の確保、業務実施拠点の分散、利用停止時間の短期化、一時的な運営体制確立のために施設ぐるみの対応行動が求められます。

1．経営者の参画

事業運営上の意思決定が必要な事態が起きる可能性が高いためにＢＣＰづくりには経営者の参画が必須です。

2．情報収集・発信体制の一元化

状況の変化にタイムリーに対応するため、情報収集ルートを明確化することです。対策チームを設置して情報の収集・発信を行い、現場の冷静な対処を促します。

3．危機広報の実施

介護事業の運営などついて、ホームページ等で発信して、家族や地域の理解を得ます。職場内で感染者が発生した場合、事実と実施対策を広報します。

チェック！　準備と対策

1．ケアのプロセスで感染を防止する手だてを講じます。

2．ＢＣＰを有効に機能させるためには、初動対応が最も大切なので、「対策のための最初の一歩」を訓練・準備します。

3．発生時には、スタッフが的確、冷静に行動できるよう普段から介護職であることの更

なる自覚を促すための動機づけ教育を行います。

巻末・用語解説集

【遵法&倫理関連用語】
【管理関連用語】
【安全管理関連用語】

【遵法&倫理関連用語】

●CSR（Corporate Social Responsibility　介護事業の社会的責任）

介護事業は社会的存在です。法令を遵守し、利益を確保するだけではなく、利用者や家族の要請に応え、地域に対する社会的責任を果たす必要があります。社会的責任としては、「地球環境への配慮」「適切な法人統治と情報開示」「誠実な利用者対応」「環境や個人情報保護」「ボランティア活動支援」「地域社会活動参加」「安全や健康に配慮した職場環境づくり」などがあります。

●コーポレートガバナンス（corporate governance　法人統治）

介護事業を健全に経営するための内部統制システムです。違法行為の未然防止、経営者の独断専行監視、権限逸脱行為抑制などが典型的な活動です。違法行為や不正が行われることなく、組織が健全かつ有効かつ効率的に運営されるよう業務遂行における基準や手続きを定めて管理、監視を行う一連の仕組みです。

●リスクマネジメント（Risk Management　危険度管理）

リスクの組織的な管理のことです。ハザード（危害の発生源・発生原因）回避、損失低減のためにプロセスを管理します。不測の損害を最小の費用で効果的に処理するための経営管理手法です。

●コンプライアンス（Compliance　法令遵守）

事業活動において法律を遵守すること、倫理や道徳などの社会的規範を守って行動することです。通常は法令遵守と訳されています。法律や規則を遵守し、社会的な規範や倫理を実践するための介護事業としての根拠に裏打ちされた活動のことです。根拠としては、法的根拠、科学的根拠、組織的根拠、倫理的根拠および全人的根拠などがあります。

不祥事が介護事業に与えるダメージは、事態収束のために要する直接コストのほか、信用失墜、ブランド・イメージ低下、社会的制裁など極めて大きいものがあります。不祥事が発生しないようにコンプライアンスを重視することは、経営の最重要課題の1つです。活動としては、事業に関わるコンプライアンス課題の把握、課題解決のための体制・ルールづくりと実行、そして実行の結果に対する評価・改善といった一連のマネジメントサイクル（PDCA）を回し続けることです。

具体策としては、コンプライアンス重視の事業文化の醸成、行動基準の制定、職員全員への教育・周知徹底、定期的なチェック、内部通報制度の導入などがあります。

●不正競争防止法

適正な市場による正当な活動を確保するための活動を確保するための法律です。法律の目的は不正な競争、違法な行為を取り締まることです。『偽ブランド品』、『模倣ブランド品』、『海賊版』、『ノウハウの盗用』および『ウソの噂を流して営業妨害をする行為』などが規制対象です。

①類似商品や表示の禁止……他人と同一又は類似の商品・商標等の使用などの行為を禁止しています。

②信用毀損（きそん）行為……競争関係にある他人の営業上の信用を害する虚偽の事実を告知し、または流布する行為を禁止しています。

③営業秘密不正取得・利用の禁止……不正手段で営業秘密（トレードシークレット）を取得・使用・開示することが禁じられています。外部から不正アクセスをして秘密の情報を取り出すこと、内部から故意に情報漏洩をすること、それらの手段で得たことを知って購入し利用するなどが該当します。

④コンテンツ保護の無効化機能の防止……複製できないようにプロテクトのかけてあるCD-ROMなどのプロテクトを外す装置などの譲渡が禁止されています。

⑤ドメイン名の不正登録等……不正利益目的、損害を加える目的で同一・類似のドメイン名の取得、保有、使用することを禁止しています。

●ISMS（情報セキュリティマネジメントシステム）

情報セキュリティには、インターネット上のWebサイトの改ざんやハード／ソフトウェアのトラブル、情報の漏えい対策などがあります。こうしたことを適切かつ効果的に管理するシステムです。

●PL（Product Liability　製造物責任）法

製造物の欠陥によって人の生命、身体または財産に被害が生じた場合、被害者を保護するために製造業者等の損害賠償の責任を定めた法律です。製造業者等は、自ら製造、加工、輸入または一定の表示をし、引き渡した製造物の欠陥により他人の生命、身体又は財産を侵害した時は、過失の有無にかかわらず、これによって生じた損害を賠償する責任があります。損害賠償請求権は、被害者が損害および賠償義務者を知った時から3年、あるいは製造物を引き渡した時から10年で時効消滅します。

●談合（だんごう）

入札に参加する業者が話し合って受注予定者を決めてしまうことを談合といいます。談合によって、健全な価格競争が阻害されますし、契約価格が割高になりがちです。

●独占禁止法（どくせんきんしほう）

公正かつ自由な市場競争を促進し、事業者が自主的な判断で自由に活動できるようにするための法律です。独占禁止法の特別法には、下請事業者に対する親事業者の不当な取扱いを規制する「下請法」、不当表示など一般利用者を不当に誘引する行為を規制する「景品表示法」があります。市場の健全性を確保することによって、事業者は創意工夫し、安価で優れた商品を提供することができますし、利用者はニーズに合ったサービスを選択することができます。私的独占や不当な取引制限（カルテルや入札談合など）、合併や株式取得などの法人結合規制（トラストなど）を禁止しています。独占禁止法を運用するために「公正取引委員会」が設置されています。

●カルテル&トラスト

①カルテル

介護事業（事業者）間で価格や生産数量、サービス地域などを取り決めた協定のことです。主として、同じ業種の法人（事業者）同士が利益を守ることを目的とした協定です。

②トラスト

資本により結合する独占形態です。市場独占による利益確保が目的です。カルテルと異なり、法人は経済的独立性を失って巨大独占法人を形成します。

【管理関連用語】

●7S／Seven S Model

介護事業戦略に関するモデルです。戦略の要素の相互関係をあらわしたものです。各要素がお互いを補い、強め合いながら戦略を実行します。戦略コンサルティングファームのマッキンゼー・アンド・カンパニー（McKinsey & Company）が提唱したモデルです。

7Sは、ソフトの4Sとハードの3Sに分かれます。ソフトは、①Shared value（共通の価値観・理念）、②Style（経営スタイル・社風）、③Staff（人材）、④Skill（スキル・能力）の4Sです。価値観が絡む要素です。慣性が働き、強制的にまたは短時間に変更することは難しいとされる要素です。ハードは、⑤Strategy（戦略）、⑥Structure（組織構造）、⑦System（制度）、の3Sです。変えようとする意思やプランによって、変更することが可能です。

●cross functional team

経験知や専門知識を有するメンバーを結集させて経営や運営などのテーマを検討し、解決策を提案していくことを使命とするチームのことです。部門ごとに存在する知識や手法などを横断的に活用し、組織全体の機能を強化する役割を担います。

●プロジェクトチームの推進

プロジェクトチームの推進には4つのステージがあります。

（1）形成ステージ……①チームビルディング、②リーダーとメンバーの設定、③目的と目標の

設定および共有化、④プロセスとルールの具体化、⑤スケジュールの確認
（2）破壊ステージ……①積極的に外部情報を収集する、②チーム結成以前の固定観念やセクショナリズムを弱める、③多角的で多様な外部情報の共有化
（3）構築段階……①収集し、共有した外部情報を目的と目標に基づいて優先順位付け、②目標の再設定、③実行のための戦略と施策の設計
（4）実行段階……①戦略の実践、②施策の実行

● HR policy

経営理念を実践するために組織のあるべき姿を構築し、組織を構成する人はどのように志向し、行動する必要があるのかなどの基本方針を示したものです。

● Off the job trainning

業務に必要な知識やスキルを習得させるための手法です。仕事を通じて行う能力開発のことをOn the job trainningといいます。Off the job trainningは、仕事の場を離れて学習させる能力開発の手法ですが、例えば、集合研修があります。

● influence

意思主体の決定、行動の喚起あるいは意識変容を求めるための環境からの作用です。

対人関係に影響力を行使する方法は、主として4つあります。

①物理的な圧力……行為に影響を及ぼし、服従を容易にするための脅迫、影響力の行使です。
②肯定的あるいは否定的な制裁……報酬の付与、罰則の実施などを手段とする影響力です。影響力を行使するためには、行使者が組織上の上位を占め、正当性を持っている必要があります。
③専門知識……知識分野の権威者として、受け手に影響力を行使するインテリジェンスです。
④カリスマ……個人的な魅力によって影響力として行使することです。個人のパーソナリティー、組織内の職位を源泉とする畏敬の念など複合した要素があります。

● counter culture

サブカルチャー（subculture）ともいいます。組織を支配している文化に対する敵対する文化です。組織運営の担い手でありつつ支配的にみられる文化や体制を否定する文化のことです。

● functional structure

ヒエラルキー型組織は、機能別組織と事業部別組織に分けることができます。機能別組織のことをfunctional structureといいます。機能別組織の特徴としては、①業務範囲が細分化し専門化されている、②職員は個々の業務分野の専門家となる、③意思決定権限がユニット内の上位管理者に集中しやすいなどがあります。組織内部の効率や生産性を高めることが成功要因となるような介護事業には適している組織形態です。

● empowerment

権限委譲です。かつての権限委譲は意思決定権や責任を単に委譲する（delegation）ことでしたが、empowermentには、自立を促しそれを支援するといった意味合いがあります。業務目標を達成するための力のことです。組織の構成員に自律的に行動する力を与えることをいいます。権限委譲の特徴は、自立性を促し、支援することです。自立性を促すためには、業務の遂行にあたり経営者やマネジャーが業務目標を明確に示し、遂行方法は職員の自主的な判断に任せることが必要です。支援するためには、指示や解決策を職員に与えるのではなく、職員自身が問題点を発見し、不足する能力を開発できるよう環境を整える必要があります。権限委譲は、経営者、管理者、チームリーダーがリーダーシップを発揮するために必要な技術です。

● succession planning

後継者を、計画的に育てていくことです。人事計画には、職員個人やキャリアから発想する「人ありき思想」および必要とされる職務から発想する「ポジションありき思想」の2つがあります。サクセッション・プランニングは「ポジションありき思想」の人事計画の1つです。例えば、施設長というポジションに焦点を当てて、短期・中期・長期それぞれの視点で潜在能力を持っている候補者をリストアップします。そして、そのポジションに就くまでに必要なトレーニングや業務経験を積ませていくものです。組織における健全な「人のフロー」を推進するために必要不可欠です。

●project team organization

案件ごとのチームづくりです。ヒエラルキー型組織、マトリクス型組織において作られる組織横断的なプロジェクトチームも案件毎のチームづくりの一例です。

●mind set

経験、教育、先入観などによる思考様式あるいは心理状態です。暗黙の了解事項、思い込み（パラダイム）、価値観、信念なども含みます。

介護事業のマインドセットは、戦略、ビジョン、歴史、サービス特性、経営スタイル、組織構成、スキル、情報の流れ、コミュニケーションなどによって構築されます。

【安全管理関連用語】

●Safety and Health Management／安全衛生管理

全体計画のみならず設計段階から安全および衛生に気を配り管理することです。重大事故が発生する確率が高い部署あるいは職務に対する安全実施体制、担当者の教育、業務環境の整備、安全施設、安全保護具、安全行動に留意して管理をします。

現場の安全は、5S（整理、整頓、清掃、清潔、躾）が基本です。担当者に保護具（PPE：Personal Protecting Equipment）を配布することは、安全衛生法など法律からしても経営者の当然の責任です。SHEと略称する場合があります。安全 Safety、衛生 Health、環境 Environment を意味します。

●Safety Task Assignment（STA）／安全作業指示

管理・監督者は、担当者に仕事の指示をする際に仕事の指示だけでなく、仕事をする際に安全上、心すべき注意事項と取るべき行動についても説明をする必要があります。スタッフにもST

Aを良く理解し、遵守する責務があります。

●Tool Box Meeting（ＴＢＭ）／ツールボックス・ミーティング

ＴＢＭは、管理・監督者が毎日、職場で（工具箱の横で）担当者を集めて行う打ち合わせのことをいいます。朝の挨拶から始まり、お互いの体調に気づかい、保護具のチェック、今日の業務予定、業務上の安全確認などを行います。チームリーダーなど業務班単位で行うＳＣ－５（5分間安全点検）なども実践されています。ＳＣ－５は、担当者が各自、仕事を始める前と終わる前に5分間、自分の職場の安全性をチェックすることです。ＳＣはSafety Checkのことです。

●Hazards Prediction Training（ＫＹＴ）／危険予知訓練

起こりうる危険を予知する能力をスタッフに身に付けさせるための訓練です。通常、ＫＹＴでは、①チーフやリーダーが業務の状況を示す簡単なスケッチをスタッフに見せて、②予想される危険についてスタッフ全員に自由に意見を言わせ、③チーフやリーダーが可能性の高い危険をまとめて防策を説明し、④まとめとして、結論を全員で唱和する、というものです。

●Lost Time Injury / Illness Severity Rate（ＬＩＳＲ）／傷病強度率

ＯＳＨＡ（米国労働安全衛生庁）指針による傷病に強度率です。

厚生労働省は、「強度率」を使用しています。

・強度率＝（労働損失日数／延労働時間数）×１０００……労働災害の重さ

●Recordable Injury / Illness Rate（ＲＩＲ）／傷病度数率

ＯＳＨＡ指針による傷病発生数です。

厚生労働省は「度数率」を使用しています。

・度数率＝（労働災害による死傷者数÷延労 働時間数）×１００００００……労働災害の頻度

葛田一雄（くずた・かずお）
数多くの医療機関、介護施設において、チーム活性化、業務標準化、ＯＪＴ等人材育成を実施。明治大学、青森公立大学、横浜市立大学、愛媛大学等で講師を務める。ＢＣＭや危機管理を事業とする事務所を主催している。
主な著書に、『認知症ケアができる介護スタッフを育てるＯＪＴマニュアル』『介護管理者・リーダーのための人づくり・組織づくりマニュアル』『看護主任・リーダーのための「教える技術」』（以上、小社刊）などがある。

介護《かいご》リーダーのリスクマネジメント入門《にゅうもん》

2020年 5月 25日　初版発行

著　者　葛田一雄
発行者　常塚嘉明
発行所　株式会社 ぱる出版

〒 160-0011　東京都新宿区若葉 1-9-16
03(3353)2835 — 代表　03(3353)2826 — FAX
03(3353)3679 — 編 集
振替　東京 00100-3-131586
印刷・製本　中央精版印刷(株)

ISBN978-4-8272-1235-8　C2047